高等院校实验教学示范中心实验教材

医学生物学与医学细胞生物学实验

主　编：刘　云　蔡晓明

副主编：宋桂芹　申跃武　陈保锋

编　委（以姓氏笔画为序）：

王　亮　王　婉　申跃武　母　波

刘　云　杨小林　杨俊宝　何　秀

余小琴　宋桂芹　张云香　陈保锋

赵　梅　章　欢　蔡晓明

U0230547

科学出版社

北　京

内 容 简 介

本书是高等院校实验教学示范中心实验教材,可与《医学生物学》和《医学细胞生物学》等理论教材同步配套使用。全书由两部分组成,第一部分为医学生物学与医学细胞生物学实验,含 30 个实验项目,通常包括目的与要求、实验原理、实验材料及用品、实验步骤、注意事项、作业与思考等内容,并附有生动清晰的彩色图片,供学生们实验时参考。本书第二部分为学习指导及练习题,并附有参考答案,以帮助学生更好地掌握基本知识。

本教材适于医学院校各专业本科生的医学生物学、医学细胞生物学实验课程使用,也可作为部分专业研究生的医学细胞生物学实验用书。

图书在版编目(CIP)数据

医学生物学与医学细胞生物学实验 / 刘云,蔡晓明主编. —北京:科学出版社,2022.8
高等院校实验教学示范中心实验教材
ISBN 978-7-03 -072742-8

Ⅰ. ①医… Ⅱ. ①刘… ②蔡… Ⅲ. ①医学—生物学—高等学校—教材 ②医学—细胞生物学—实验—高等学校—教材 Ⅳ. ①R318②R329.2-33

中国版本图书馆 CIP 数据核字(2022)第 123317 号

责任编辑:朱 华 / 责任校对:宁辉彩
责任印制:吴兆东 / 封面设计:陈 敬

版权所有,违者必究。未经本社许可,数字图书馆不得使用

科 学 出 版 社 出版
北京东黄城根北街 16 号
邮政编码:100717
http://www.sciencep.com
天津市新科印刷有限公司印刷
科学出版社发行 各地新华书店经销

*

2022 年 8 月第 一 版 开本:787×1092 1/16
2025 年 3 月第四次印刷 印张:10 1/4 插页:2
字数:243 000
定价:45.00 元
(如有印装质量问题,我社负责调换)

前　　言

　　医学细胞生物学和医学生物学是高等医学院校的重要基础医学课程，为了适应现代医学教育改革发展的迫切需要，根据五年制临床、口腔、影像、麻醉、预防医学、法医等专业和四年制生物医学工程、护理、检验、眼视光等专业的医学生物学及医学细胞生物学教学大纲的要求，我们组织多年从事医学生物学和医学细胞生物学教学、具有丰富教学及科研经验的老师编写本教材。本书由两部分组成，即实验和课程学习指导（含习题）。

　　第一部分包括 30 个实验项目。医学生物学与医学细胞生物学均为实验性较强的学科，掌握其中的实验技术和方法是医学生后续学习和将来临床工作的重要基础，所以在编写这部分内容时，我们既注重对基本理论、基本概念和基本操作的传授，又注重实践动手能力的培养。此部分包括基础性实验和综合性实验两大类，前者注重对基础理论知识的印证或应用，着力训练学生的基本实验技能；后者则强调综合分析问题、解决问题能力的培养。实验内容丰富、层次鲜明。此外，为了帮助学生自主学习，本书末特附有效果颇佳的精美彩图多幅，它们均来自本实验室实验观察所得，极具指导性。此外，随着现代医学实验教学改革的发展，本书首次写入了虚拟仿真实验项目，满足了当前线上实验教学的需要。

　　第二部分包括绪论、生命的细胞基础、繁殖和个体发育、生命的遗传和变异及现代生物技术等教学内容的学习指导与练习题。通过对教学知识点进行归纳、总结，指导学生把握重点、突破难点，更好地理解掌握所学知识。精选的练习题可便于学生课后复习，并附有答案供同学们参考。

　　本书适用广泛，既可在医学生物学和医学细胞生物学实验课中教学使用，也可用于相应理论课课后复习巩固，还可作为广大师生进行相关科学研究的参考书。

　　医学生物学和医学细胞生物学这两门基础学科发展迅速，其教学内容和体系也在不断改进之中。本书编者付出了大量的努力，但由于水平有限，书中如发现不妥及疏漏，敬请广大师生和读者提出宝贵意见和建议。

刘　云

2021 年 12 月

目 录

第一部分 实 验 项 目

第二部分　学习指导及练习题

彩图

实验室规则及要求

　　本实验室是医学生物学及细胞生物学等课程实验教学、科研的重要场所，为保证实验室各项工作的正常进行，特制订本规定。

　　1. 按时到达实验室，不得无故迟到、早退或缺课，若有病事假需向任课教师书面申请。

　　2. 进入实验室必须穿上白色工作服，按指定位置入座。

　　3. 实验课上课前，认真填写学生实验登记册，仔细检查显微镜等实验设备，发现异常及时向指导老师报告。

　　4. 老师讲解实验时，应保持安静，认真听讲，不得擅自操作。

　　5. 实验过程中，爱护仪器设备及玻片标本，按计划使用实验材料，严格遵守操作规程。若玻片标本有人为损坏应及时向老师报告，按规定接受处理。

　　6. 实验完成后，各小组组长应及时收齐部分实验器械和玻片标本送还相应存放处；按顺序整理实验报告，交给班长后再统一交给指导老师。

　　7. 实验课下课后，各组应认真清理各自实验台面，清洗器械，打扫实验室卫生，关闭水电及门窗，经指导老师允许后，方可离开实验室。

（刘　云）

实验报告书写规则

一、实验报告应在学校统一设计的实验报告纸上完成。

二、每份实验报告应按要求填写专业名称、年级班、姓名、学号、实验科目、实验时间、实验内容以及实验结果与分析（后二者作为主要内容书写）。关于实验目的、原理、材料、方法和步骤等内容需在实验前认真预习，一般不要求书写。

三、每份实验报告在书写前应进行整体构思，根据实验内容和实验结果的具体情况进行版面设计，合理分配实验报告纸的页面，做到布局协调合理，整体美观大方。

四、生物绘图要求

1. 绘图应用铅笔（HB、2H 或 3H）完成。

2. 绘图前认真观察显微标本，在实验报告纸上构思设计，按实际观察标本写实绘图，切忌抄书或凭空想象。

3. 实验报告纸一般放在仪器设备右边，边观察标本边绘制实验报告图。

4. 绘图要求具有科学性，形态结构准确，比例正确，具有真实感、立体感和美感。不能用手机拍照后，参考手机图像绘图，这样会导致比例错误及结构错误。

5. 绘图应先轻轻绘出轮廓，作为草图要构思好比例与位置，大小适宜。绘图位置中央偏左，右边留作图注。

6. 绘图力求整洁，线条光滑、均匀，点、线协调匀称。一般来说，线条表示观察对象的形状范围，点的疏密则表示观察对象的明暗或浓淡。

7. 图注引线平直，不能用箭头指示。图注线应右端对齐，标注文字尽量排列整齐。

8. 绘图下方应写明绘图名称、染色方法、放大比例等内容。

9. 字体书写规范，大小均匀，美观大方。

（蔡晓明）

第一部分 实验项目

第一篇 基础性实验

实验一 光学显微镜的构造及使用

【目的与要求】

1. 掌握普通光学显微镜的正确使用方法。
2. 熟悉光学显微镜各部分的结构和功能。
3. 了解光学显微镜的维护方法。

【实验原理】

在医学教学、科研及临床工作中使用的普通光学显微镜，是生物医学领域必不可少的研究工具。光学显微镜有直立式和倾斜式两类，均由机械部分、照明部分及光学部分组成（图 1-1）。

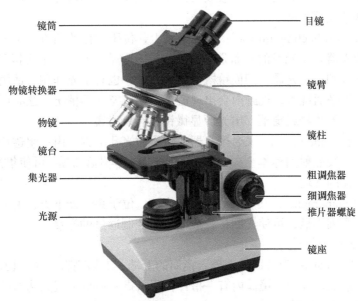

图 1-1　光学显微镜的结构示意图

1. 机械部分

（1）镜座（base）：位于最底部，是显微镜的基座，用以支持和稳定镜体。

（2）镜柱（pillar）：是与镜座和镜臂相连的垂直短柱状结构。

（3）镜臂（arm）：现在实验室的显微镜多为镜筒倾斜式显微镜，其镜臂位于镜柱上方，二者连为一体。镜臂略呈弓形，是便于握提显微镜的部位。

（4）调焦器（regulator）：也称调焦螺旋，是显微镜调节焦距的装置，位于镜柱上。调焦器有大小两种螺旋，呈同心圆排列。大的螺旋为粗调焦器，可使镜台快速地大幅度升降，可快速调节焦距，适用于低倍镜观察时调焦；小的螺旋为细调焦器，可使镜台缓慢地较小幅度升降，适用于低倍镜下用粗调焦器找到观察目标后，在高倍镜或油镜下精细地调节焦距，以便对标本进行不同层次、更细致地观察。

（5）镜筒（light tube）：是位于镜臂上方的圆筒状结构，上端装载目镜，下端与物镜转换器相连接。根据镜筒的数目，光学显微镜可分单筒式和双筒式两种类型。

（6）物镜转换器（revolving nosepiece）：又叫旋转盘，位于镜筒的下方，呈凹形圆盘状，其上有 3～4 个物镜孔，可安装不同放大倍数的物镜。通过顺时针或逆时针旋转而换用不同物镜。使用时注意一定要将旋转盘边缘的缺刻和基座上的"T"形卡相扣合，发出"咔"声，物镜才与光轴合轴，这时方可观察标本。

（7）镜台（stage）：也称载物台，是位于镜臂前方的方形平台，用以承放玻片标本。镜台中央有一圆形通光孔，光线由此照亮标本。镜台上装有推片器，可固定标本，其下方一侧有一螺旋，可使标本前后左右移动。推片器上有纵横游标尺，除用于计算标本移动的距离外，还可利用游标尺上的刻度作为标记，来标定标本在玻片中的位置。

2. 照明部分 显微镜的照明装置由光源、反光镜、集光器和光圈等部分组成。

（1）光源：显微镜有不带电光源和带电光源两类。前者利用自然光源或人工光源照明；后者用电光源照明，电光源灯一般装在镜座内或镜座后的灯壳中，可以使用镜座侧面的电压调节器调节光源强度。

（2）反光镜（reflecting mirror）：装在镜座上，位于镜柱的前方，可任意方向转动，把光线反射入聚光器。反光镜的一面是平面镜，另一面是凹面镜。平面镜只有反光作用，一般用于较强光线和固定光源。凹面镜既有反光作用，也有聚光作用，适用于较弱光和散射光。有时在使用平面镜时，视野内会出现窗外景物或窗框等情况，这时可下降聚光器或使用凹面镜消除窗外景物或窗框。电光源显微镜没有反光镜。

（3）集光器（condenser）：又名聚光器，位于通光孔下方，由一组透镜组成，可汇聚反光镜反射来的光线照射到标本上。在镜柱一侧有集光器升降螺旋，可使集光器上下移动，从而调节视野里光的强弱。

（4）光圈（diaphragm）：又叫虹彩光圈或光阑，位于集光器下方，由一组金属薄片组成，其侧面有一光阑小柄，可使光圈扩大或缩小，控制通过的光量。

3. 光学部分

（1）目镜（ocular）：为短筒状，插入镜筒的上端。上面刻有 5×、10× 或 15× 等符号，表示其放大倍数。有的目镜筒内有一指针，用以指明视野中观察物像的部位，以利示范和提问。一般用 10× 目镜。

（2）物镜（objective）：装在物镜转换器下方，通常有 3～4 个，依放大倍数不同分为低倍镜、高倍镜和油镜三种。低倍镜镜体较短，镜孔直径最大，放大倍数小，一般为 4× 或 10×；高倍镜镜体较长，镜孔直径较小，放大倍数为 40×、45× 或 60×；油镜镜体最长，但镜孔直径最小，放大倍数为 100×。

通常在物镜上刻有主要性能指标：放大倍数和数值孔径（也叫镜口率）以及镜筒长度和盖玻片厚度。如在 10 倍的物镜上刻有 10/0.25 和 160（mm）/0.17（mm）。10 表示物镜放大倍数；0.25 表示镜口率；160 表示镜筒长度，0.17 表示盖玻片厚度。

数值孔径（numerical aperture，NA），是物镜的主要技术参数，是判断其性能的重要标志。NA 的大小可以反映物镜分辨率的大小，数字越大，表示分辨率越高。一般 10×物镜的 NA 为 0.25；40×物镜的 NA 为 0.65；100×物镜的 NA 为 1.25。

分辨率与数值孔径的关系：

$$R=0.61\lambda / NA \qquad NA=n\sin(\alpha/2)$$

式中，R 为分辨率；λ 为光波波长；NA 为数值孔径；n 为介质折射率，空气中 n=1；α 为透镜的孔径角（标本在光轴的一点对物镜镜口的张角）。

显微镜的总放大倍数等于目镜放大倍数和物镜放大倍数的乘积。如目镜 10×、物镜 100×，则放大倍数为 10×100=1000 倍。

【实验材料及用品】

普通光学显微镜及练习片。

【实验步骤】

1. 熟悉显微镜的操作步骤　在使用显微镜时，应右手握镜臂，左手托镜座，将其轻放在自己座位前方的实验台上，略偏左侧，距离实验台边缘 5～6cm 距离为宜。

（1）低倍镜的使用

1）对光：先转动粗调焦器，使镜台下降，使其与物镜之间的距离拉开。旋转物镜转换器，使低倍镜对准通光孔（可听到轻微的"咔"声，表示镜头到位）。然后打开光圈，上升集光器，双眼睁开，左眼对准目镜观察，反复转动反光镜，直到视野内光线明亮均匀为止。若使用电光源显微镜，应首先打开电光源开关，调至合适亮度，再依次调节光圈、反光镜等。

2）放置标本片：将玻片标本放到镜台上，认清标本的正反面，一般有标签或盖玻片的一面为正面。将正面朝上，用推片器固定。然后调节玻片，将要观察的标本对准通光孔的中央。

3）调节焦距：先从显微镜侧面注视低倍镜，慢慢转动粗调焦器，使镜台上升至低倍镜镜头距玻片标本约 0.5cm 处。然后目镜观察，向相反的方向缓慢转动粗调焦器，使镜台慢慢下降，直到视野中出现模糊物像，再用细调焦器进一步调节至物像清晰。

如果在调节焦距时，物镜与标本之间的距离已超过工作距离（指显微镜物像调节清晰时，物镜最下面透镜的表面与盖玻片上表面的距离）仍未见到物像，则应该严格按上述步骤重新操作。如果物像不在视野中央，可前后左右移动标本，注意玻片移动的方向与物像移动的方向相反。如果光线太强或太弱，可慢慢地缩小或扩大光圈；也可下降或上升集光器，找到最合适的光亮度。注意最强的光线不一定是最合适的光亮度。

若使用的是双目显微镜，首先要根据自己双眼间距来调节两个目镜筒间距，直到双眼同时看到完整的视场。然后闭上左眼，通过细调焦器微调右侧目镜焦距，至右眼观察到清晰图像。再闭上右眼，不需旋转细调焦器，仅旋转左侧目镜筒刻度圈，直到左眼观察到清晰图像。通过这样的调节，就可以用双眼同时观察镜下标本。

（2）高倍镜的使用

1）先在低倍镜下找到物像，然后将要放大观察的部分移至视野正中央，并调节焦距，使物像清晰。

2）从侧面注视物镜，旋转物镜转换器，移走低倍镜转换高倍镜。

3）从目镜中观察，可见视野中有不太清晰的物像，此时慢慢地转动细调焦器，即可见到清晰的物像。注意使用高倍镜时，不要随意转动粗调焦器，以免镜台上升幅度太大而损坏标本或镜头。

如果按上述操作看不到物像，应该检查可能的原因：①目的物不在视野中，可能是低倍镜下没有将目的物移至视野正中；②低倍镜的焦距没有调好；③玻片标本放反了；④物镜松动或有污物。

（3）油镜的使用

1）在高倍镜下，将观察的标本移至视野正中央，同时调节焦距至清晰。

2）适度开大光圈，并上升集光器到最高位置。

3）旋转物镜转换器，移走高倍镜，眼睛注视镜台侧面，在玻片标本上滴一滴香柏油，轻轻转换油镜，使油镜头与香柏油接触或浸没在油滴中。

4）目镜观察，同时上下慢慢转动细调焦器，即可看清物像。

油镜用完后，应立即降低镜台，旋转物镜转换器使油镜移开，先用擦镜纸把油镜头上的油擦一次，再用擦镜纸蘸少许擦镜油擦去油镜头上剩余的油渍，最后再用干净擦镜纸擦干净。但无盖片的标本不能擦，以免损坏标本，可用拉纸法去油：将擦镜纸覆盖在标本油滴上，再滴加擦镜油，平拉擦镜纸即可。

2. 练习片的观察与操作练习 取各种组织切片，按照上述显微镜的正确使用方法，反复练习低倍镜和高倍镜的使用，为后续实验打下基础。

【注意事项】

1. 取放显微镜时，一定要一手握镜臂，另一手托镜座，切勿单手斜提，以免碰坏显微镜或造成零部件脱落。

2. 显微镜不可放置在实验台边缘，以防碰翻落地。

3. 使用前要先检查显微镜，如发现缺损或使用时损坏，应立即报告指导教师。

4. 放置玻片标本时，应将有盖片的一面向上，否则使用高倍镜和油镜时，将找不到物像，同时又易损坏玻片标本和镜头。

5. 不得随意取出目镜或拆卸零部件，以防灰尘落入或丢失损坏等。

6. 使用显微镜时，应该养成正确的操作习惯，两眼睁开，两手并用，边观察、边记录、边绘图。

7. 维护显微镜清洁。机械部分如有灰尘、污物等，可用绸布擦净。光学和照明部分的镜面，只能用擦镜纸轻轻擦拭，切不可用手指、手帕和绸布等擦摸，以免磨损镜面。

8. 显微镜使用完毕后，应下降镜台，取下玻片标本，将物镜头与通光孔错开，垂直反光镜，下降集光器，然后放回镜箱。如果是电光源显微镜，应调低光线亮度，关闭电源。

【附】显微镜的类型

1. 光学显微镜

（1）普通光学显微镜（ordinary light microscope，OLM）：简称"光镜"，是利用可见光作为光源的显微镜，放大倍数为 1000～1500 倍。"光镜"应用最为广泛，常用于观察细胞的一般形态结构，如细胞核、核仁、细胞膜、线粒体、中心体、高尔基复合体及染色体等。

（2）倒置显微镜（inverted microscope）：其基本结构和成像原理与普通光学显微镜类似，主要区别是照明系统及集光器位于标本的上方，物镜则位于标本的下方。该种显微镜主要用于无色透明的活体观察以及细胞培养时观察培养瓶中细胞的生长情况。

（3）暗视野显微镜（dark field microscope）：是一种使用中央遮光板或暗视野集光器的显微镜。通过集光器上这些特殊装置，光线不能直射进入物镜，而从集光器透镜边缘斜向照射标本，再经标本反射投入物镜成像。整个视野变暗从而易观察到被检物体的衍射光图像。暗视野显微镜一般用于观察活体细胞等。

（4）荧光显微镜（fluorescence microscope）：是当今细胞生物学研究中一种较为常用的观察工具。其特点是以紫外光为光源，利用紫外光照射，使标本内荧光物质激发出不同颜色的荧光，以研究标本内某些物质的特征和位置。

（5）相差显微镜（phase contrast microscope）：其主要结构特点是在光学系统中有一套特殊装置（如集光器中的环状光阑和带相板的相差物镜等），能改变直射光或衍射光的相位致使它们分离；并利用光的衍射和干涉现象，把光线通过标本所产生的相位差变成肉眼可分辨的振幅差（即明暗差），增强了对比度，因此多用于观察活体细胞及其未染色的微细结构。

（6）激光扫描共焦显微镜（laser scanning confocal microscope，LSCM）：是 20 世纪 80 年代发展起来的一种显微观察工具。它是在荧光显微镜基础上加装了激光扫描装置，利用激光束经照明针孔形成点光源对标本内焦平面的每一点进行扫描，扫描的激光与荧光收集共用一个物镜，物镜的焦点即扫描激光的聚焦点，也是瞬时成像的物点。标本上的被照射点在探测针孔处成像，通过计算机处理，得到细胞或组织内部微细结构的荧光图像。激光扫描共焦显微镜可用于观察活体胚胎、大脑皮层内微循环、细胞内的网络结构如内膜系统及细胞骨架和原位染色体等。

2. 电子显微镜

1931 年德国科学家 Max Knolls 和 Ernst Ruska 发明了第一台电子显微镜（electron microscope）。1939 年，西门子公司制造出分辨率达 3nm 的世界上最早的实用电子显微镜。电子显微镜的发明和应用，已成为生命科学等领域的重要研究工具。

（1）透射电子显微镜（transmission electron microscope，TEM）：是由电子枪发射的高速电子束为光源，经高压加速和聚光透镜的聚焦，然后透过样品，再经过多级电磁透镜（物镜、中间镜、投影镜）的放大，最后将高度放大的图像显示在荧光屏上，其分辨率在 0.2nm 左右。用于透射电子显微镜观察的样品，必须做成超薄切片，一般厚度为 30～60nm。

（2）扫描电子显微镜（scanning electron microscope，SEM）：是利用由电子枪发射出的并经过加速、聚集形成的一束很细小的电子束作为光源，逐行扫描样品表面，电子束中的电子与样品中的原子作用产生二次电子。二次电子信号的大小与样品表面的外形有关，所以利用反射回来的二次电子信号，经收集放大，在荧光屏上显示出样品表面高度放大的立体图像，分辨率在 5nm 左右。用于扫描电子显微镜观察的样品，其工序制备较简单，不必做成超薄切片。

（3）扫描隧道显微镜（scanning tunneling microscope，STM）：1981 年，由 IBM 苏黎世实验室的 G. Binning 等人发明了放大倍数可达 3 亿倍的扫描隧道电子显微镜。STM 是根据量子隧道效应而设计，可在原子水平上显示物体的表面结构。其分辨力高于透射电子显微镜，在常温常压下可达纳米以下。用扫描隧道电子显微镜可直接观察 DNA 和蛋白质的表面形态，也可对生物膜进行分析。

此外还有几种电子显微镜，如超高压电子显微镜（ultra-high voltage electron microscope，UHVEM），扫描透射电子显微镜（scanning-transmission electron microscope，STEM）及分析电子显微镜（analytical electron microscope，AEM）等。

【作业与思考】

1. 填图注明显微镜各结构的名称。

2. 怎样区分低倍镜、高倍镜和油镜？错用物镜可能会造成什么后果？

3. 在对光时，如果视野中出现窗外景物或窗框，应该怎样处理？

4. 如何调节视野内的光线强度？

5. 使用显微镜观察标本，为什么一定要从低倍镜到高倍镜再到油镜的顺序进行？

6. 如果在高倍镜下未看到物像，可能有哪些原因？应该怎样解决？

7. 在转动细调焦器时，如已达极限不能转动，应该采取什么措施？

（刘　云）

实验二　细胞基本结构的观察

【目的与要求】

1. 掌握光镜下细胞的基本结构。
2. 熟悉临时玻片标本的制备方法。
3. 了解血细胞的类型。

【实验原理】

细胞是生命的基本结构和功能单位，虽然构成不同组织器官的细胞类型、形态、大小及功能各不相同，但其基本结构相同。植物细胞由细胞壁、细胞膜、细胞质与细胞核构成，而动物细胞没有细胞壁。

临时制片是快速观察细胞的有效方法，通过临时制片，采用不同的染液可将细胞内的各种细胞器和不同成分染成不同的颜色，使用光学显微镜便可以观察细胞的基本形态结构。

【实验材料及用品】

1. 材料　人口腔黏膜上皮细胞、骨骼肌纵切片、猪血、人血。

2. 试剂

（1）1%伊红染液：伊红 1g，溶于 100ml 蒸馏水中。

（2）瑞氏染液（Wright's stain）：将 1g Wright's 染料粉溶于 600ml 纯甲醇溶液中，棕色瓶密封后放置 2 周以上使用。

（3）磷酸缓冲液（PBS）：用 800ml 蒸馏水溶解 8g 氯化钠，0.2g 氯化钾，1.44g Na_2HPO_4 和 0.24g KH_2PO_4，去离子水定容至 1L，用 HCl 调节溶液 pH 至 7.4，分装后高压蒸汽灭菌 20min，或过滤除菌，室温保存备用。

3. 器材　显微镜、试管、试管架、滴管、记号笔、载玻片、盖玻片、擦镜纸等。

【实验步骤】

1. 人口腔黏膜上皮细胞标本的制备与观察

（1）清洁玻片：取一张载玻片，用左手拇指与食指夹起玻片两端，右手用清洁纱布将玻片擦拭干净直至透明。再用相同的方法轻轻将一张盖玻片擦干净，注意盖玻片薄而脆，应特别注意用力——要小且均匀；将擦拭干净后的盖玻片和载玻片放在干净的实验桌上备用。

（2）临时制片：在清洁的载玻片中央滴一滴伊红染液，然后用消毒牙签的钝端轻轻刮取两颊部内侧或上下唇内侧的口腔上皮细胞，在载玻片中央的伊红染液中搅动涂抹几次，使细胞分散。染色 3～5min 后盖上盖玻片，用吸水纸吸去多余的染液。

（3）观察：将制备好的临时玻片放在载物台上，先在低倍镜下找到被染成红色的细胞，然后选择染色清晰、没有重叠的细胞移至视野的中央，转换高倍镜进一步观察，可见在细胞中央有一被染成伊红色的细胞核，呈椭圆形，染色较深。细胞的最外面是一层极薄的细胞膜，细胞膜与核膜之间为染色均匀一致的细胞质（图 2-1）。

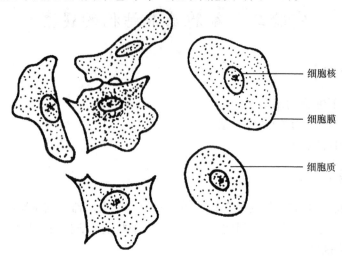

图 2-1　人口腔黏膜上皮细胞结构

2. 骨骼肌细胞的观察　取骨骼肌纵切片置于低倍镜下观察，骨骼肌纤维呈细长的圆柱状，有明暗相间的横纹。细胞核呈扁椭圆形、染成紫蓝色位于肌膜的深面，数量较多。肌纤维之间有少量结缔组织，选择轮廓清晰的肌纤维移至视野中央换高倍镜观察。高倍镜下，肌纤维内有许多纵行的线条状结构即肌原纤维。下降聚光器，使光线变暗，继续观察肌原纤维及其明、暗带，观察肌纤维细胞核的位置和形态。

3. 猪血涂片的制备与观察

（1）制备血涂片：取猪血一小滴距载玻片一端约 1cm 处，左手平持载玻片，或放在实验桌等平坦处，右手持另一张边缘光滑的载片作推片置于血滴前方，向后推动使血滴沿推片边缘展开，随后使推片与载玻片呈 30°～45°，向另一端平稳地推出，制成厚薄适宜的血涂片（图 2-2）。血涂片应呈舌状，头、体、尾清晰可见。将推好的血涂片在空气中晃动，使其迅速干燥。

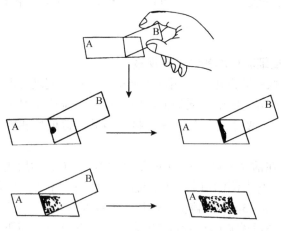

图 2-2　制备涂片流程示意图

（2）染色：用蜡笔在血膜中央画圈，向内滴加数滴 Wright's 染液铺满血膜，染色 5min。再加等量 PBS 缓冲液与染液混合，静置 2～3min，轻轻晃动玻片至肉眼可见浮起一层金属样物质，用流水冲去染液，自然干燥后镜检。

（3）观察：选择涂片薄且染色浅的部位进行观察，数量最多的是红细胞，体积较小，呈椭圆形，无细胞核，边缘染色较深，中央染色较浅；白细胞数量较少，体积较大，细胞核呈分叶形、马蹄形、肾形。

4. 人血涂片的制备与观察

（1）消毒：按摩取血部位，使血流通畅，再用酒精消毒采血针和取血部位（如指尖）。

（2）采血：待酒精干燥后，刺破皮肤，使血自然流出，勿挤。取一张干净的载玻片，让血滴在离载玻片一端约 1cm 处，注意应手持载玻片的边缘，勿触及其表面。

（3）血涂片制备及染色：除取血步骤外，其他步骤同上述 3（1）步骤。

（4）观察

1）红细胞：涂片中数量最多的细胞，为淡红色、无核的细胞，体积小，呈双凹圆盘状，边缘染色较深，中央染色较浅。

2）白细胞：涂片中数量最少的细胞，胞体大，细胞核呈蓝紫色，区分以下各类白细胞。

中性粒细胞：白细胞中数量最多的细胞，细胞体大于红细胞，细胞核常呈分叶状，可分为 2～5 叶，少量核呈杆状。

嗜酸性粒细胞：数量少，胞体较中性粒细胞大，细胞核一般分为 2 叶，呈 U 形，有时可见不分叶或分成 3 叶。

嗜碱性粒细胞：数量极少，细胞核染色浅，多为圆形或椭圆形。

淋巴细胞：体积大于红细胞，细胞核呈圆形或椭圆形，染色深。

单核细胞：体积最大的白细胞，细胞核的染色较淋巴细胞浅，核呈肾形或马蹄形，常偏细胞的一侧；细胞质较多，染成淡蓝色，其中有细小的嗜天青色的颗粒。

3）血小板：为骨髓巨核细胞脱落的小块细胞质，常成群分布在红细胞之间，形态不规则。中央部分有蓝紫色颗粒聚集，外周染成淡蓝色。

【注意事项】

1. 临时制片中加盖玻片的时候，先使其左侧边缘与载玻片上的染液相接触，然后倾斜着慢慢放下，以免产生过多的气泡。

2. 制备血涂片的载玻片必须清洗干净。

3. 血涂片制备时血滴的大小、玻片的夹角、推移的速度对涂片血膜的厚薄均有影响。

【作业与思考】

1. 为什么在血涂片中白细胞主要位于边缘？

2. 中性粒细胞核分叶多说明什么？

3. 绘制人口腔黏膜上皮细胞图，标注各部分结构的名称。

4. 在高倍镜下绘血涂片红细胞、白细胞形态图，标注细胞名称。

（王　婉）

实验三　细胞的化学成分

【目的与要求】

1. 掌握常用的原位显示细胞内几种化学成分的方法。
2. 熟悉细胞内几种化学成分的显示原理及操作步骤。
3. 了解细胞的主要化学成分在细胞内的分布。

【实验原理】

1. 过氧化氢酶　在生物体内，细胞代谢过程中会产生对机体有害的过氧化氢。细胞内有过氧化氢酶（catalase）存在，能够使有毒的过氧化氢分解，生成水并释放氧气，对机体起保护作用。

$$H_2O_2 \xrightarrow{H_2O_2酶} O_2\uparrow + H_2O$$

2. 可溶性糖和淀粉

（1）可溶性糖：单糖和双糖是以溶解状态存在于活细胞中，凡是含有自由醛基（—CHO），或含有 α—OH，或多羟基的酮基（C═O）的单糖或双糖，都能够在碱性溶液中将二价铜离子（Cu^{2+}）还原成一价铜离子（Cu^+），从而生成砖红色的氧化亚铜沉淀。

$$R—CHO + 2Cu(OH)_2 + NaOH \xrightarrow{加热} R—COONa + Cu_2O\downarrow + 3H_2O$$

（2）淀粉：淀粉是植物细胞内贮藏的最重要的碳水化合物，遇碘可变成蓝色或紫色（直链淀粉遇碘形成蓝色络合物；支链淀粉遇碘形成紫色络合物）。

3. 脂肪　脂肪是生物体内重要的贮藏能量的物质，苏丹Ⅲ与脂类物质有较大的亲和力，可溶解于脂肪细胞的脂滴中，使之染成金黄色。

4. 碱性蛋白质与酸性蛋白质　蛋白质是构成生命物质即原生质的主要成分。不同蛋白质分子所带的碱性和酸性基团数目不等，在 pH 不同的溶液中，整个蛋白质所带电荷的多少不同。生理条件下（pH7.2～7.4），若蛋白质带负电荷多，这种蛋白质称为酸性蛋白质；若带正电荷多，则为碱性蛋白质。将标本经三氯乙酸处理溶解核酸后，然后用带正电荷的碱性固绿染液（pH8.2～8.5）染色，可使细胞内的碱性蛋白显示出来。细胞核内有组蛋白（碱性蛋白）及少量的酸性蛋白，细胞质中主要是酸性蛋白质。

【实验材料及用品】

1. 材料　马铃薯、苹果、花生、蟾蜍。

2. 试剂

（1）2%H_2O_2、70%乙醇溶液、蒸馏水、擦镜油。

（2）苏丹Ⅲ染液、5%三氯乙酸。

（3）1%革兰氏碘液：碘化钾 2g，碘 1g，溶于 300ml 蒸馏水中。

（4）费林试剂（甲液：$CuSO_4 \cdot 5H_2O$ 34.5g，溶于 500ml 蒸馏水中；乙液：将酒石酸钾钠 173g 和 NaOH 125g，溶于 500ml 蒸馏水中），临用前将甲液和乙液等量混合均匀。

（5）0.1%碱性固绿染液（甲液：固绿 0.2g 溶于 100ml 蒸馏水中；乙液：碳酸钠 50mg，溶于 100ml 蒸馏水中），临用前将甲液和乙液等量混合均匀。

3. 器材 显微镜、镊子、双面刀片、载玻片、盖玻片、酒精灯、火柴、纱布、吸水纸和擦镜纸。

【实验步骤】

1. 过氧化氢酶 用刀片分别切取新鲜马铃薯和熟马铃薯各一小块，置于载玻片上两端，同时滴加新配制的 2% H_2O_2 溶液 2～3 滴。放置 5min 后观察反应现象。

2. 可溶性糖类 吸取两滴费林试剂于载玻片上，用刀片切取一薄片新鲜苹果，置于溶液中。将载玻片置于酒精灯上微微加热盖上盖玻片后，置于低倍镜下观察，细胞内出现大量砖红色沉淀，即为氧化亚铜颗粒。

3. 淀粉 取清洁的载玻片一张，先加 1 滴清水在载玻片中央，然后加 1 滴 1%革兰氏碘液，混匀。之后用刀片切取生马铃薯薄片（越薄越好）放入染液当中，盖上盖玻片。置于低倍镜下观察。可见薄壁细胞中充满了大小不等的卵圆形或圆锥形的蓝色颗粒，即为淀粉粒。淀粉粒是细胞中的一种内含物。转换到高倍镜下观察，可见淀粉粒具有层纹结构（光线不宜过强，否则难以见到层纹）（图 3-1）。

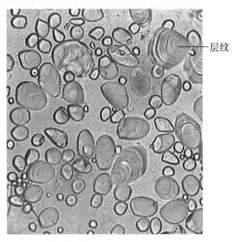

图 3-1 显微镜下马铃薯淀粉粒

4. 脂肪 刀片切取一薄片花生种子，置于载玻片上，滴加 1 滴苏丹Ⅲ染液，盖上盖玻片，置于低倍镜下观察，可见花生种子内有许多金黄色的泡状颗粒，即为脂肪滴。

5. 碱性蛋白 取蟾蜍血涂片，室温晾干，放于 70%乙醇溶液中浸泡 5min，晾干后放入 5%三氯乙酸中，60℃处理 30min，清水冲洗，重复清洗几次，滤纸吸干玻片上的水分；放入 0.1%碱性固绿染液中染色 15min，清水冲洗，盖上盖玻片，置于高倍镜下观察。可见细胞核除了核仁外，均被染成绿色，而细胞质及核仁则无色。

【注意事项】

1. 切片要尽量薄，以便于观察。
2. 注意 H_2O_2 溶液要现配现用。

3. 淀粉粒观察，在高倍镜下光线不宜过强，否则难以见到层纹结构。

4. 碱性蛋白的观察中，三氯乙酸处理后，一定要反复冲洗，否则酸性蛋白和碱性蛋白都染上色，无法识别。

【作业与思考】

列表总结归纳过氧化氢酶、可溶性糖、淀粉、脂肪和碱性蛋白观察的原理、材料、试剂及方法等（表 3-1）。

表 3-1　各种细胞成分实验记录与分析

实验内容	实验材料	试剂	原理	条件	现象	结果分析
过氧化氢酶						
可溶性糖						
淀粉粒						
脂肪						
碱性蛋白						

（张云香）

实验四 细胞内 DNA 和 RNA 的原位显示

【目的与要求】

1. 掌握 DNA 和 RNA 的染色方法与步骤。
2. 熟悉细胞内 DNA 和 RNA 的分布部位。
3. 了解细胞内 DNA 和 RNA 显示方法的实验原理。

【实验原理】

核酸是脱氧核糖核酸（DNA）和核糖核酸（RNA）的总称，是生命的最基本物质之一，广泛存在于所有真核细胞与原核细胞中。在原核细胞中主要分布在细胞质内。而在真核细胞中，DNA 主要分布于细胞核内，有少量位于细胞质的线粒体和叶绿体内。RNA 在细胞核内合成，然后运输到细胞质中。细胞核内的核仁上有少量的 RNA；叶绿体和线粒体内也有少量分布。

福尔根（Feulgen）反应是显示 DNA 的传统方法，由 R. Feulgen 和 H. Rossenbeck 于 1924 年提出。其基本原理是稀盐酸（1mol/L HCl）在 60℃可以使 DNA 上的嘌呤碱和脱氧核糖之间的双键水解断开，暴露出脱氧核糖第一碳原子上的游离醛基，该醛基可以与 Schiff 试剂（无色品红亚硫酸钠溶液）反应生成紫红色化合物，使细胞内含有 DNA 的部位显示紫红色阳性反应。因此凡是有 DNA 的地方都有紫红色反应，其他物质不着色。

甲基绿-派洛宁（methyl green-pyronin）是碱性染料，能与细胞中的 RNA 和 DNA 结合，呈现出不同的颜色。DNA 与甲基绿亲和力大，故甲基绿与 DNA 选择性结合显示绿色或蓝色；而派洛宁与 RNA 亲和力大，故派洛宁与 RNA 选择性结合显示红色。其原因可能是两种染料的混合液有竞争作用。同时两种核酸分子都是多聚体，而其聚合程度有所不同。甲基绿易与聚合程度高的 DNA 结合呈现绿色，而派洛宁则与聚合程度低的 RNA 结合呈现红色（但解聚的 DNA 也能与派洛宁结合呈现红色）。

【实验材料及用品】

1. 材料 鸡血红细胞悬液。

2. 试剂

（1）Schiff 试剂：称取 1g 碱性品红置于 200ml 蒸馏水的三角瓶中，加热煮沸。冷却到 50℃时，过滤到棕色试剂瓶中，加入 1mol/L HCl 20ml。继续冷却到 25℃时加入 1g 偏重亚硫酸钠（$Na_2S_2O_5$）或偏重亚硫酸钾（$K_2S_2O_5$），摇动试剂瓶使其溶解，盖紧瓶塞置于暗处过夜。颜色变成淡黄色或接近无色方可使用。使用前加中性活性炭 0.5g，强烈振荡 1min，过滤后使用。密封保存可用黑布或黑纸，贮存在冰箱或低温暗处。

（2）甲基绿-派洛宁试剂

1）A 液：

配制方法一：取吡罗红甲基绿粉 1g，加入到 100ml 蒸馏水中溶解，过滤后将滤液放入棕色瓶中备用。

配制方法二：取甲基绿 2g 溶于 98ml 蒸馏水中，取吡罗红 G 5g 溶于 95ml 蒸馏水中。取 6ml 甲基绿溶液和 2ml 吡罗红 G 溶液加入到 16ml 蒸馏水中，即为 A 液，放入棕色瓶中备用。

2）B 液：取乙酸钠 16.4g，用蒸馏水溶解至 1000ml；再取乙酸 12ml，用蒸馏水稀释至 1000ml。取配好的乙酸钠溶液 30ml 和稀释的乙酸 20ml，加蒸馏水 50ml，配成 pH 为 4.8 的溶液。

3）甲基绿-派洛宁染液工作液：取 A 液 20ml 和 B 液 80ml 混合配成染色剂。注意，该染液应现配现用。

（3）1mol/L HCl、70%乙醇溶液、5%三氯乙酸、甲基绿-派洛宁染液工作液。

3. 器材 显微镜、试管、恒温水浴箱、镊子、染色缸、载玻片、盖玻片、擦镜纸等。

【实验步骤】

1. Feulgen 反应显示细胞中的 DNA

（1）取鸡血红细胞悬液一滴滴在干净的载玻片一端，用另一载玻片的一端与有血滴的载玻片约呈 45°角，向另一端推去，制成血涂片，室温晾干。

（2）将血涂片标本浸于 70%乙醇溶液中固定 5～10min，用蒸馏水冲洗后浸入 1mol/L HCl 的染缸（Ⅰ）中，室温水解 2～3min。

（3）将血涂片换至 1mol/L HCl 的染缸（Ⅱ）中，在 60℃水浴箱中水解 8min，然后再移至 1mol/L HCl 的染缸（Ⅰ）中，室温水解 2～3min，用蒸馏水冲洗。

（4）将血涂片插入 Schiff 试剂染缸中染色 10～15min，用蒸馏水冲洗，吸水纸吸去多余的水分，切忌吸得过干。

（5）用显微镜观察制备好的玻片标本，可见细胞核被染成紫红色，说明 DNA 主要分布在细胞核内（书末附彩图 1）。

另设对照组，对照组预先用 5%三氯乙酸或 DNA 酶处理，抽提去除细胞中的 DNA 后，再加 Schiff 试剂染色，呈现阴性反应；对照组也可以不进行水解，固定后直接用 Schiff 试剂染色，呈现阴性反应。

2. 甲基绿-派洛宁显示细胞中的 DNA 和 RNA

（1）鸡血涂片制备与固定方法同前。

（2）将晾干的血涂片平放在染色架上，用滴管滴数滴甲基绿-派洛宁染液工作液于血涂片上，再用滴管头部将染液铺匀，染色 10～15min。用蒸馏水冲洗标本，再用吸水纸吸去玻片上多余的水分，不要吸得过干。

（3）用显微镜观察制备好的玻片标本，可见细胞核被染成蓝绿色，核仁和细胞质被染成红色。说明 DNA 主要分布于细胞核中，RNA 主要分布于核仁和细胞质中。

【作业与思考】

1. 原位显示细胞内核酸的两种方法利用了什么原理？

2. 绘图显示甲基绿-派洛宁染色的结果。

（陈保锋）

实验五　细胞的显微测量

【目的与要求】

1. 掌握显微测定细胞大小的方法。
2. 熟悉使用显微测微尺。

【实验原理】

在显微镜下，测微尺可完成对细胞大小的测定。测微尺包括目镜测微尺和镜台测微尺，两尺配合使用。目镜测微尺是一块放入目镜中的圆形玻片，在玻片中央把10mm的长度刻成100等份，用于测量经显微镜放大后的细胞图像。测量前，需先用镜台测微尺校正。镜台测微尺是中央部分刻有精确等分线的载玻片，一般将1mm等分为100格，每格长10μm，是专门用来校正目镜测微尺的。用镜台测微尺的已知长度在一定的放大倍数下校正目镜测微尺，即可求出目镜测微尺每格所代表的长度，然后移去镜台测微尺，换上待测标本片，用校正好的目镜测微尺在同样放大倍数下测量细胞大小（图5-1）。

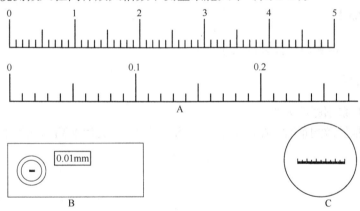

图 5-1　测微尺

A.目尺的标定：上为目尺，下为台尺；B.台尺；C.目尺

【实验材料及用品】

1. **材料**　鸡血涂片、鸡血红细胞悬液。
2. **试剂**　无水乙醇或95%乙醇溶液。
3. **器材**　显微镜、细胞计数器、盖玻片、目镜测微尺、镜台测微尺、吸管等。

【实验步骤】

1. 目镜测微尺的校正

（1）把镜台测微尺放在载物台上固定好，使有刻度一面朝上，将刻度线移到通光孔的中央，先用低倍镜观察，转动粗调焦器至看清台尺刻度。

（2）取下目镜，将目镜测微尺装入目镜的隔板上，使刻度朝下，再旋上目镜。

（3）找到镜台测微尺的刻度，改用高倍镜观察，当看清镜台测微尺的刻度后，转动目镜，使目镜测微尺与镜台测微尺的刻度平行，移动推动器，使零点对齐，记录目尺的全长所对应的台尺中的刻度，计算出目尺的每刻度长度。

例如目镜测微尺 50 小格等于镜台测微尺 26 小格，已知镜台测微尺每格 10μm，则镜台测微尺 26 小格的长度为 26×10=260μm，那么相应地在目镜测微尺上每小格的大小为 260μm/50=5.2μm。

2. 细胞大小的测定

（1）取下镜台测微尺，将稀释的少量的细胞悬液涂在载玻片上，用盖玻片推开，放在镜台上，先在低倍镜下找到清晰的物像。

（2）用高倍镜观察，用目镜测微尺来测量细胞的长、宽各占几格。测定 10 个细胞，统计计算细胞大小，计算平均值。

例如：目镜测微尺在显微镜下经过校正，当使用高倍镜时，每格相当于 5.2μm。如果测量细胞的长度相当于目镜测微尺的两格，则细胞长度为 5.2μm×2=10.4μm。一般测定细胞大小时，通常测量 10 个细胞左右，用最大和最小的数值来表示细胞大小的范围并计算其平均值。例如长为 3～5μm，宽为 1～2μm，则其大小为（1～2）×（3～5）μm。

（3）测定完毕后，将目镜测微尺和物镜测微尺擦拭干净包好归还。

【注意事项】

不同物镜下目镜测微尺代表的大小不同。

【作业与思考】

1. 记录所观察细胞的大小。

2. 进行细胞显微测量时，在低倍镜下已标定了目尺，为何换高倍镜和油镜时需要重新标定？

（赵　梅）

实验六　细胞计数

【目的与要求】

1. 掌握使用血细胞计数板进行细胞计数的方法。
2. 熟悉血细胞计数板的构造及计数原理。

【实验原理】

血细胞计数板是一块特制的载玻片（图6-1），薄片上有4条槽构成3个平台，中间较宽的平台又被一短槽隔成两半，每一边平台各刻有一个方格网，每个方格网共分为9个大方格，中间的大方格即为计数室。计数室的刻度有两种：一种大方格分为16个中方格，每个中方格分成25个小方格；一种大方格分成25个中方格，中方格分成16个小方格。每个大方格都是400个小方格，边长为1mm，面积1mm^2，盖上盖玻片后，盖玻片与载玻片之间的高度为0.1mm，所以计数室的容积为0.1mm^3。

细胞计数时一般先将培养细胞或血细胞稀释成细胞悬液，然后将细胞悬液滴入血细胞计数板内，根据计数室的容积与稀释倍数，可计算出每毫升细胞悬液中细胞的数目即细胞浓度。计算公式为：

$$细胞浓度（细胞数/ml）=（4大格细胞总数/4）\times 10^4 \times 稀释倍数。$$

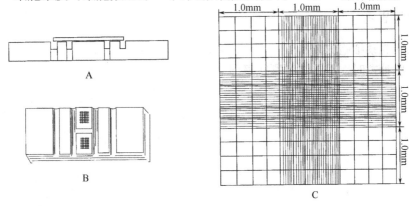

图6-1　血细胞计数板

A. 侧面观；B. 顶面观；C. 计数室

【实验材料及用品】

1. **材料**　鸡血涂片、鸡血红细胞悬液。
2. **试剂**　无水乙醇或95%乙醇溶液。
3. **器材**　显微镜、血细胞计数板、细胞计数器、盖玻片、吸管等。

【实验步骤】

1. **准备**　先用无水乙醇或95%乙醇溶液擦拭计数板及盖玻片，并将盖玻片盖在细胞计数板槽上。

2. 镜检计数室 加样前，对计数板的计数室镜检，若有污物需要清洗，干燥后使用。

3. 充液 将血细胞计数板中间平台盖上盖玻片，用无菌吸管将稀释并吹打均匀的细胞悬液吸出少许，滴1滴于血细胞计数板盖玻片的一侧边缘，使细胞悬液靠毛细渗透作用自动进入到计数室内，充满盖片和计数板之间，静置3分钟。注意盖片下不要有气泡，也不能让悬液流入旁边槽中，此步骤是影响计数结果的关键环节。

4. 显微镜计数 在低倍镜下，数出计数板4角4大格中的细胞总数，如细胞压在格线上，则计上不计下，计左不计右。利用公式计算出细胞的数量。

注意：镜下偶见有两个以上细胞组成的细胞团，应按单个细胞计算，若细胞团占10%以上，说明分散不好，需重新制备细胞悬液。

5. 整理 细胞计数完毕后，立即将其用洗瓶冲洗，自然晾干。

【注意事项】

1. 进行细胞计数时，要求悬液中细胞数目不低于 1×10^7 个/L，如果细胞数目很少要进行离心后再悬浮于少量培养液中。

2. 要求细胞悬液中的细胞分散良好，否则影响计数准确性。

3. 取样计数前，应充分混匀细胞悬液，尤其是多次取样计数时更要注意每次取样都要混匀，以求计数准确。

4. 数细胞的原则是只数完整的细胞，若细胞聚集成团时，只按照1个细胞计算。如果细胞压在格线上时，则只计上线不计下线，只计左线不计右线。

【作业与思考】

1. 记录所观察细胞的数目。

2. 对细胞计数时，需要注意哪些事项？

（杨俊宝）

实验七　细胞膜的通透性

【目的与要求】

1. 掌握细胞膜对不同物质选择性通透的一般规律。
2. 熟悉溶血现象发生的原理。

【实验原理】

细胞膜是一种选择性通透的生物膜，可控制各种物质进出细胞。为了维持细胞的正常生理状态，细胞与外界环境之间通过细胞膜进行物质交换，细胞膜两侧的渗透压保持平衡。

当红细胞处于等渗溶液中时，由于细胞膜两侧存在溶质分子浓度梯度差，溶质分子进入细胞后可使细胞内渗透压升高，水分子随即从渗透压低的一侧通过细胞膜向渗透压高的一侧扩散，进入细胞，使细胞膨胀。当细胞膨胀到一定程度时，红细胞膜发生破裂引起血红素溢出，从而使原本不透明的红细胞悬液变成红色透明的血红蛋白溶液，这种现象就称为红细胞溶血。当红细胞处于低渗溶液中时，也会发生溶血现象。

由于红细胞膜对不同溶质的通透性存在差异，因此，不同溶质进入红细胞的速度相差很大，有些溶质甚至无法进入细胞。本实验将红细胞分别置于各种等渗溶液中（蒸馏水除外），因为各种溶质在分子大小、脂溶性等方面有所不同，它们通过细胞膜进入红细胞的速度存在差异，所以导致红细胞溶血的时间不一样，因此可以通过测量发生溶血所需的时间来估计细胞膜对于不同溶质的相对通透速度。

【实验材料及用品】

1. 材料　10%鸡红细胞悬液：10ml 新鲜鸡血，加适量肝素抗凝，加 0.85% NaCl 溶液至 100ml 混匀。

2. 器材　显微镜、试管、试管架、滴管、记号笔、载玻片、盖玻片、擦镜纸等。

3. 试剂

（1）蒸馏水。

（2）0.85% NaCl 溶液：NaCl 4.25g，加蒸馏水至 500ml。

（3）0.17mol/L 氯化铵溶液：NH_4Cl 4.55g，加蒸馏水至 500ml。

（4）0.32mol/L 葡萄糖溶液：葡萄糖 28.83g，加蒸馏水至 500ml。

（5）0.32mol/L 甲醇溶液：甲醇 6.47ml，加蒸馏水至 500ml。

（6）0.32mol/L 乙醇溶液：无水乙醇 9.33ml，加蒸馏水至 500ml。

（7）0.32mol/L 丙醇溶液：丙醇 11.98ml，加蒸馏水至 500ml。

（8）0.32mol/L 丙三醇溶液：丙三醇[$C_3H_5(OH)_3$ 1.26g/ml] 11.7ml，加蒸馏水至 500ml。

（9）900 U/ml 肝素。

【实验步骤】

1. 轻轻晃动装有 10%鸡红细胞悬液的小瓶，可观察到红细胞悬液为不透明的红色液体。

2. 将试管编号，用记号笔做好标记。取一支试管，加入 2ml 蒸馏水和 0.2ml 的 10% 鸡红细胞悬液（约 2~4 滴），轻轻摇匀，注意观察试管内溶液颜色变化。可见溶液由不透明的红色变成澄清透明的红色液体，即已发生溶血。记下发生溶血所需要的时间。

3. 按上述方法在各支试管中分别加入 0.85% NaCl 溶液、0.17mol/L 氯化铵溶液、0.32mol/L 葡萄糖溶液、0.32mol/L 甲醇溶液、0.32mol/L 乙醇溶液、0.32mol/L 丙醇溶液、0.32mol/L 丙三醇溶液，再加入 0.2ml 的 10% 鸡红细胞悬液，轻轻摇匀，观察是否有溶血现象。若试管内液体为澄清透明的红色液体，即为完全溶血；若为暗红色浑浊液体，则为不完全溶血；若液体分为浅黄色透明的上层和暗红色不透明的下层，则为不溶血。记录溶血所需时间，将实验结果填入表 7-1 中。

表 7-1 红细胞膜通透性观察

试管编号	试剂和浓度	是否溶血	所需时间	结果分析
1				
2				
3				
4				
5				
6				
7				
8				

4. 显微镜检查细胞的完整性。准备 8 套干净的载玻片及盖玻片，在载玻片中央分别滴一滴上述试管内的混合液，盖上盖玻片，显微镜观察细胞形态。

【注意事项】

1. 胶头滴管之间不可混用，以免造成溶液间的交叉污染，影响实验结果的准确性。

2. 试管中有红细胞和测试溶液时，不要用力摇晃，以免造成人为的红细胞破裂。

3. 计时从两种溶液混合时即开始，至溶血现象发生为止。有的溶血速度很快，操作应迅速。

4. 溶血现象可用一张有字的白纸（如本页实验指导）来辅助识别。能清晰地透过溶液看到纸上的字迹时，为完全溶血。

5. 因相对分子质量大小对膜通透性有影响，所以将溶血时间适当地延长至 15 分钟，15 分钟仍不溶即判断为不溶血。

【作业与思考】

1. 记录各种溶液所发生的溶血现象及溶血时间。

2. 比较并分析各种溶液发生溶血现象的原理。

3. 在观察溶血现象的过程中，应注意哪些细节问题？

（章 欢）

实验八　细胞吞噬活动的观察

【目的与要求】

1. 掌握巨噬细胞对异物吞噬的原理和过程。
2. 了解细胞吞噬作用在机体免疫中的作用及意义。

【实验原理】

巨噬细胞是由单核细胞分化而成的白细胞，是一种重要的免疫细胞，具有活跃的非特异性吞噬能力，广泛分布于组织和血液中，能清除机体内抗原物质及变性的细胞，在特异性免疫和非特异性免疫中均起重要作用。

巨噬细胞具有趋化性，当病原微生物或其他异物侵入机体时，巨噬细胞被招募到入侵部位，并通过变形运动，主动向病原体和异物移动聚集。首先，病原体或异物被吸附于巨噬细胞膜表面；随后，吸附区域的巨噬细胞膜向内凹陷，伸出伪足将之包围，并吞入胞质形成吞噬泡；接着，吞噬泡与细胞质中的初级溶酶体融合，形成吞噬溶酶体，在溶酶体内多种酶的作用下，水解消化掉病原体或异物；最后，排出不能被消化的残渣废物。

【实验材料及用品】

1. 材料 小鼠（体重 20g 左右），鸡血。

2. 试剂

（1）6%淀粉肉汤（含 0.3%锥虫蓝）：称取牛肉膏 0.3g、蛋白胨 1.0g、氯化钠 0.5g、锥虫蓝 0.3g 以及可溶性淀粉 6g，加蒸馏水混匀溶解后定容至 100ml，煮沸灭菌，置 4℃保存，使用时水浴溶解。

（2）0.85%生理盐水：称取氯化钠 0.85g 溶于蒸馏水至 100ml。

（3）阿氏液（Alsever 液，又称红细胞保存液）：称取柠檬酸钠（$Na_3C_6H_5O_7 \cdot 2H_2O$）0.89g、柠檬酸（$C_6H_8O_7 \cdot H_2O$）0.05g、葡萄糖 2.05g、氯化钠 0.42g，加水混匀溶解后，调 pH 至 7.2，并定容至 100ml，114.3℃高压蒸汽灭菌 10min 备用。冰箱保存备用（3～4 天内可用）。

（4）1%鸡红细胞悬液：取鸡翼下静脉血 5ml 加到 20ml 阿氏液中，混匀后 4℃保存（1 周内使用）。使用前加 0.85%生理盐水离心（1500 r/min，10 分钟）洗涤 3 次，再用生理盐水配制 1%鸡红细胞悬液。最好临时抽取鸡血（加 500U/ml 肝素抗凝）于生理盐水中配成 1%鸡红细胞悬液。

3. 器材 显微镜、高压灭菌锅、解剖盘、解剖剪、镊子、1ml 注射器、吸管、载玻片、盖玻片。

【实验步骤】

1. 诱导产生巨噬细胞 实验前 3 天，每天向小鼠腹腔注射 1ml 6%淀粉肉汤（含 0.3%

锥虫蓝），诱导其产生大量巨噬细胞。于腹部下半侧进针，进针不超过 1cm，进针后缓慢推入肉汤，稍停顿再拔出针头，拔出时动作要迅速，拔出后轻揉小鼠腹部，使肉汤扩散。

2. 诱导吞噬鸡红细胞 对上述处理的小鼠腹腔注射（1ml 注射器）1%鸡红细胞悬液1ml，轻揉腹部，使鸡红细胞扩散。30 分钟后，腹腔注射 0.5～1ml 的 0.85%生理盐水，轻揉腹部。3 分钟后，处死小鼠，迅速剖开腹腔，用去针头注射器（或吸管）贴腹腔背壁处吸取腹腔液。

3. 制片 滴 1 滴腹腔液于干净载玻片上，盖上盖玻片后观察。

4. 镜检 首先分辨鸡红细胞和巨噬细胞，淡黄色、椭圆形、有核的细胞为鸡红细胞；而体积较大、圆形或不规则，其表面有许多毛刺状的小突起（伪足），胞质中有数量不等的蓝色颗粒（为吞入含锥虫蓝淀粉肉汤而形成的吞噬泡）的细胞即为巨噬细胞。然后观察吞噬活动，低倍镜下找准视野，高倍镜下仔细观察巨噬细胞吞噬鸡红细胞的过程，镜下可见，有的巨噬细胞表面紧贴着一至数个鸡红细胞；有的巨噬细胞已部分吞入 1 个或多个红细胞；有的巨噬细胞已将一个或几个红细胞完全吞入，在胞质中刚刚形成椭圆形的吞噬泡；有的巨噬细胞内的吞噬泡体积缩小呈圆形，这是已经与初级溶酶体发生融合，泡内物正在被消化分解。

5. 计算 吞噬百分数=100 个巨噬细胞中吞噬了鸡红细胞的巨噬细胞数/100

吞噬指数=100 个巨噬细胞吞噬的鸡红细胞总数/100

【注意事项】

1. 小鼠腹腔注射时应避免刺伤内脏，拔出针头动作要迅速，按揉小鼠腹腔动作要轻柔。

2. 腹腔液的细胞浓度不宜过大，合适的细胞浓度便于观察。

3. 剪开小鼠腹腔时应避免出血，否则小鼠红细胞将影响实验结果。

4. 需掌握好吞噬作用时间。时间过长，鸡红细胞已被消化；时间过短，鸡红细胞还未被吞噬。

【作业与思考】

1. 简述细胞吞噬的作用原理及过程。

2. 巨噬细胞吞噬鸡红细胞具有什么特点？体现了细胞膜的什么特性？

（王 亮）

实验九　细胞器的观察

【目的与要求】

1. 掌握生物绘图的基本方法。
2. 熟悉光镜下高尔基复合体、中心体和线粒体的形态特征。
3. 了解某些细胞器的染色方法。

【实验原理】

在真核细胞的细胞质里中存在很多具有特殊形态结构和功能的细胞器，如内质网、高尔基复合体、溶酶体、线粒体、中心体、微管、微丝和核糖体等。这些细胞器中有的经过特殊的染色后在光镜下就可被观察到，而有些细胞器由于体积非常微小，只有在电镜下才可见到。

高尔基复合体是真核细胞中内膜系统的组成之一，与蛋白质的加工、包装、分选及分泌等作用有关。光镜下高尔基复合体呈线状、点状或网状，先用硝酸钴固定后，再经硝酸银染料浸染制成永久切片，由于组成高尔基复合体的物质具有还原银盐的能力，可使其呈现棕褐色沉淀，因而能显示出高尔基复合体的形态和位置。

线粒体是细胞内能量储存和供应的场所，是细胞内的一个重要的细胞器。在光镜下可见线粒体常呈颗粒状、棒状或弯曲的线状。线粒体的形态和数量随不同生物、不同组织及不同生理状态而发生变化，例如肝细胞、胰细胞的线粒体通常呈线状；成熟的卵细胞内线粒体呈颗粒状；肾细胞内的线粒体常呈棒状。用特殊的固定液染色处理动物的组织或细胞后，可显示出线粒体的形态。线粒体的组成成分主要是脂蛋白，脂类又以磷脂为主，由于线粒体中蛋白质、磷脂含量很高，故含有大量的羧基和磷酸基等阴离子基团，使带阳离子的铁、苏木精很容易与其结合而着色，从而显示出线粒体。

【实验材料及用品】

1. **材料**　家兔脊神经节切片、马蛔虫子宫横切片及鼠肠横切片。
2. **器材**　显微镜、擦镜纸、擦镜油。

【实验步骤】

1. 高尔基复合体的观察　将家兔脊神经节横切片或纵切片标本先放置到低倍镜下观察，可见到神经节内有许多淡黄色圆形或椭圆形的神经节细胞（感觉神经细胞）（书末附彩图2、3）。选择轮廓清晰、完整且较为集中的区域，移至视野中央，换高倍镜仔细观察，可见淡黄色的细胞中央有一圆形或椭圆形的细胞核，细胞核染色较浅或未染色，其中有时可见一橙黄色圆点即为核仁。细胞质中的高尔基复合体被染成棕褐色，呈线状、颗粒状或卷曲成网状，分布于核周围的细胞质中（图9-1，书末附彩图4）。

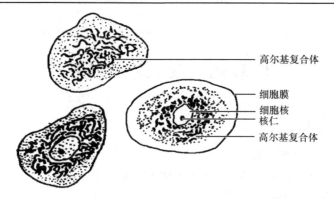

图 9-1 家兔脊神经节细胞（示高尔基复合体）

2. 中心体标本的观察 观察马蛔虫子宫的横切片标本（铁苏木精染色），低倍镜下可见马蛔虫受精卵外有一呈厚厚的卵膜，其内为围卵腔。高倍镜下观察处于分裂中期或后期的受精卵细胞，其两极各有一个染成深蓝色的小点，此即中心粒（centriole），中心粒周围有一团较为致密的物质即为中心球（centrosphere），中心粒和中心球合称为中心体（centrosome）。在中心体的外周有放射光芒状的星射线（图 9-2）。

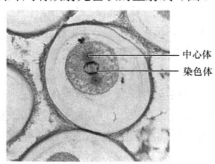

图 9-2 马蛔虫受精卵细胞（示中心体）

3. 线粒体标本观察 取鼠十二指肠横切片，先置于低倍镜下观察，可见肠管内壁向腔内凸起形成指状皱襞。换高倍镜，可观察到许多柱状上皮细胞，其中央有椭圆形细胞核，两端细胞质里有较多的深色线粒体，呈线状或颗粒状（书末附彩图 5、彩图 6）。

【注意事项】

1. 观察高尔基复合体标本时，应缩小光圈，光线不要太亮。
2. 观察中心体标本时，应选择中期或后期细胞。

【作业与思考】

绘制光镜下家兔脊神经节细胞图，标注高尔基复合体及其他细胞结构。

（刘 云）

实验十　细胞核与线粒体的制备

【目的与要求】

1. 掌握细胞器分离的原理。
2. 熟悉差速离心技术分离制备动物细胞细胞核和线粒体的实验方法。
3. 了解细胞核、线粒体等细胞器的染色技术。

【实验原理】

由于细胞内各种细胞器大小、密度不一样，沉降系数也就不相同。因此，细胞器的分离通常使用离心技术。为了得到细胞核和线粒体，需要进行组织匀浆，使细胞膜破碎，细胞解体，各种细胞器被释放出来。低渗的蔗糖溶液使细胞更容易破碎，匀浆更彻底。匀浆后的细胞器需要离心分离，细胞器分离技术主要有差速离心和密度梯度离心两种，制备线粒体和细胞核通常采用的是差速离心方法。

差速离心（differential centrifugation）：根据不同大小颗粒存在的沉降速度差异，逐级增加离心力，分离出不同大小的细胞器。细胞器沉降的先后顺序是细胞核、线粒体、溶酶体、过氧化物酶体、内质网、高尔基复合体和核糖体。

鉴定分离出的细胞器的常用染料可以是吉姆萨染液或詹纳斯绿 B 染料。吉姆萨染液是一种复合染料，即为酸性染料和碱性染料的结合物，细胞核蛋白为酸性，与碱性染料结合成蓝紫色，又由于蛋白质系两性电解质，所带电荷随溶液 pH 而定，故染色偏红或偏蓝；另一种染液詹纳斯绿 B，常用作线粒体专一性活体染料，线粒体因为其中的细胞色素氧化酶使染料保持氧化状态（即有色状态）而呈蓝绿色。

【实验材料及用品】

1. 材料　小鼠肝脏。

2. 试剂

（1）生理盐水。

（2）0.25mol/L 蔗糖–0.003mol/L 氯化钙溶液。

（3）固定液：甲醇-冰醋酸（9∶1）。

（4）吉姆萨染液：吉姆萨粉 0.5g、甘油 33ml、纯甲醇 33ml。首先将少量甘油加入吉姆萨粉里，研细，再倒入剩余甘油，56℃保温 2 小时。最后加入甲醇，成为吉姆萨原液。用时吸取少量原液，用 0.2mol/L 磷酸缓冲液 10～20 倍稀释。

（5）1%詹纳斯绿 B 染液：生理盐水配制。

3. 器材　低温高速离心机、解剖器具、玻璃匀浆器、显微镜、离心管、滴管、烧杯、纱布、滤纸及载玻片。

【实验步骤】

1. 组织匀浆制备

（1）取材：将空腹 12h 的小鼠脱臼断颈处死，剖腹后迅速取出肝脏，用预冷的生理盐水洗净，滤纸吸干。

（2）制备匀浆：称取肝组织约 1g，剪碎，须去除结缔组织。预冷的 0.25mol/L 蔗糖–0.003mol/L 氯化钙溶液洗涤数次，悬浮剪碎的组织（9ml/g），置于玻璃匀浆器内冰浴匀浆，用三层纱布过滤备用。

2. 差速离心分离细胞器

（1）细胞核的分离与观察：先将 0.25mol/L 蔗糖–0.003mol/L 氯化钙溶液 4.5ml 放入离心管，然后沿管壁小心地加入肝匀浆 9ml，使其覆盖于上层。用低温高速离心机 2500r/min 离心 15min。将上清液移入离心管冰浴备用。沉淀用预冷的 0.25mol/L 蔗糖–0.003mol/L 氯化钙溶液悬浮，以 2500r/min 低温离心 10min，重复 1 次。

取细胞核沉淀加数滴生理盐水混匀涂片（方法参看实验二），稍干燥，用甲醇-冰醋酸（9∶1）固定液处理 15min，晾干水分。吉姆萨染液染色 10min，蒸馏水漂洗数秒，吹干。镜检，圆形细胞核呈紫红色，内有 2～4 个深蓝色核仁（书末附彩图 7）。

（2）线粒体的分离与观察：将上述上清液低温下 17 000r/min 离心 15min，沉淀用预冷的 0.25mol/L 蔗糖–0.003mol/L 氯化钙溶液悬浮后 17 000r/min 低温离心 15min，沉淀为线粒体。

将沉淀滴在载玻片上，勿过浓，未干时即滴加 1% 詹纳斯绿 B 染液，盖片染色 5min，镜检，线粒体为蓝绿色，形似小棒或哑铃状。

【注意事项】

1. 注意样品的冷冻，尽量缩短操作时间，以保持其生理活性。

2. 涂片应单方向进行，严禁往复来回拉动玻片，以免损伤细胞器。

3. 吉姆萨染液应用液在实验时临时配制，效果较好。

【作业与思考】

1. 分析 3 张涂片镜下结果，估计分离所得线粒体纯度。

2. 绘出小鼠肝细胞的细胞核和线粒体示意图。

3. 线粒体分离过程为什么要在低温环境下进行？

（刘　云）

实验十一　细胞中线粒体的活体染色

【目的与要求】

1. 掌握光学显微镜下动物细胞线粒体活体染色后的观测方法。
2. 熟悉动物细胞活体标本的制备方法。
3. 了解线粒体活体染色的原理。

【实验原理】

活体染色法是应用无毒或毒性较小的染色剂真实地显示活细胞中某些结构而又很少影响细胞生命活动的一种染色方法。詹纳斯绿 B（Janus green B）染液是线粒体的专一性活体染色剂。线粒体中细胞色素氧化酶可使染料保持氧化状态呈蓝绿色，而在周围的细胞质中染料被还原，成为无色状态。

【实验材料及用品】

1. 材料　小鼠。

2. 试剂

（1）1%詹纳斯绿 B 染液：将 0.5g 詹纳斯绿 B 溶于 50ml 生理盐水中，30～40℃水浴加热，使其充分溶解。

（2）1/2000 詹纳斯绿 B 染液：将 0.1g 詹纳斯绿 B 溶于 200ml 格林氏溶液中，30～40℃水浴加热，使其充分溶解。

（3）林格（Ringer）液：将 NaCl 8.5g、$CaCl_2$ 0.12g、Na_2CO_3 0.2g、KCl 0.14g、Na_2HPO_3 0.01g、葡萄糖 2g 溶于蒸馏水 1000ml 中。

3. 器材　显微镜、牙签、载玻片、盖玻片。

【实验步骤】

1. 小鼠肝细胞线粒体的活体染色

（1）准备鲜活小鼠，断颈椎处死小鼠，迅速打开腹腔，取出肝组织。

（2）将取出的肝组织，迅速放入盛有林格（Ringer）液的培养皿内，洗去血液。

（3）取鼠肝边缘较薄的肝组织一小块（2～3mm^3）置于干净的载玻片上，滴加 1/2000 詹纳斯绿 B 染液，染色 20～30min。

（4）用两枚解剖针压住组织向两侧拉开，这样就会有一些细胞和组织块分开，将稍大的组织块去掉，使游离的细胞或细胞群留在载玻片上。或者直接取一小块组织在载玻片上涂匀，制成涂片，再行染色。

（5）盖上盖玻片，吸去多余液体，先低倍镜再高倍镜或油镜观察，肝细胞质中许多线粒体被染成蓝绿色，呈颗粒状。

2. 人口腔上皮细胞线粒体的活体染色

（1）取干净的载玻片，向其中滴加一滴 1%詹纳斯绿 B 染液。

（2）用干净的牙签刮取口腔上皮细胞，均匀涂在詹纳斯绿 B 染液液滴中。

（3）染色约 5min，吸去多余液体，镜检观察（图 11-1）。

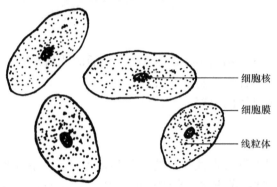

图 11-1　口腔上皮细胞的线粒体

【注意事项】

1. 詹纳斯绿 B 染液最好现配现用，配制时 30～40℃加热，让染料充分溶解，配好的染液盛于棕色试剂瓶中避光保存。

2. 活体染色的条件比较温和，耗时较长，染色最适的温度约为 37℃，肝细胞染色时间一般约为 20min，詹纳斯绿 B 染液的浓度不能太高，一般用于动物细胞染色的浓度比用于植物细胞的低。

3. 小鼠肝组织要新鲜，处理过程中尽量保持组织的活力。

4. 取口腔上皮细胞时，牙签平贴口腔内颊，稍用力旋转刮取，注意用力不宜过大，以免划伤口腔上皮。

5. 口腔上皮细胞薄而透明，观察时光线不宜过亮。

【作业与思考】

1. 绘制小鼠肝细胞或人口腔上皮细胞线粒体分布图。

2. 评价自己实验中线粒体活体染色的效果，并分析染色时间、染料浓度、染色温度等的影响。

3. 如果观察到显微镜下背景不清晰，分析产生的原因，并提出改进的方法。

（余小琴）

实验十二 细胞骨架标本制备与观察

【目的与要求】

1. 熟悉细胞骨架的染色原理。
2. 掌握细胞骨架的染色方法。
3. 了解动植物细胞骨架的基本形态。

【实验原理】

细胞骨架是细胞内以蛋白质纤维为主要成分的网络结构，由主要的三类蛋白纤维构成，包括微管、微丝和中间纤维。各种纤丝都是由上千个亚基组装成不分支的线性结构，有时交叉贯穿在整个细胞之中。利用电子显微镜、间接免疫荧光技术、酶标技术及组织化学技术可以显示细胞骨架的结构。本实验采用组织化学方法显示细胞中的微丝。考马斯亮蓝 R250 可以与细胞内的多种蛋白质亲和，包括微丝蛋白。用适当浓度的非离子去垢剂 Triton X-100 处理细胞，微管蛋白结构不稳定，有些类型的纤维太细，光镜下无法分辨。因此，在光镜下看到的细胞中的纤维网状结构主要是微丝组成的应力纤维。

【实验材料及用品】

1. 材料 洋葱、体外培养的动物细胞。

2. 试剂

（1）6mmol/L 磷酸缓冲液（PBS，pH6.5）

1）A 液：取 9.465g $Na_2HPO_4 \cdot 7H_2O$，加蒸馏水至 1000ml，高压灭菌，4℃冰箱保存。

2）B 液：取 9.07g KH_2PO_4，加蒸馏水至 1000ml，高压灭菌，4℃冰箱保存。

3）PBS 工作液：将 A 液和 B 液按 3∶7 混合。

（2）M-缓冲液：咪唑 3.404g、KCl 3.7g、$MgCl_2 \cdot 6H_2O$ 101.65mg、乙二醇双醚乙酸 380.35mg、EDTA 29.224mg、巯基乙醇 0.07ml、甘油 292ml、加蒸馏水至 1000ml。用 1mol/L HCl 调 pH 至 7.2，室温保存。

（3）3%戊二醛固定液：25%戊二醛 3ml 加 PBS（pH7.2）97ml。

（4）1%Triton X-100 液：Triton X-100 1ml 加 M-缓冲液 99ml。

（5）0.2%考马斯亮蓝 R250 染液：考马斯亮蓝 R250 0.2g、甲醇 46.5ml、冰醋酸 7ml，加蒸馏水 46.5ml。

3. 器材 显微镜、恒温水浴箱、载玻片、盖玻片、吸管、吸水纸、擦镜纸等。

【实验步骤】

1. 洋葱鳞叶表皮细胞骨架标本制备与观察

（1）取 0.5cm×0.5cm 大小的洋葱鳞叶内表皮，置于盛有 6mmol/L 磷酸缓冲液（PBS，pH6.5）的小瓶中，处理 5min。

（2）吸弃缓冲液，加入 1%Triton X-100 液 3ml，使液体充分浸泡材料，立即置于 37℃恒温箱中处理 20min。

（3）吸弃 1%Triton X-100，用 M-缓冲液冲洗 3 次，每次 5min。

（4）吸弃 M-缓冲液，加入 3%戊二醛固定液，固定 10min。

（5）吸弃 3%戊二醛固定液，用 6mmol/L 的 PBS 缓冲液洗涤 3 次，每次 5min。

（6）吸弃 PBS 缓冲液，滴加约 3ml 的 0.2%考马斯亮蓝 R250 染液，染色 5～10min。

（7）吸弃染液，用蒸馏水洗涤 2 次。

（8）在载玻片上滴加一滴水，将洋葱鳞叶表皮铺展在载玻片中央，盖上盖玻片。

（9）光镜下观察标本，可见规则排列的长方形洋葱表皮细胞轮廓，细胞内可见到被染成蓝色的纤维状结构，这就是细胞骨架。

2. 动物细胞骨架标本的制备与观察

（1）在无菌条件下接种 3～5ml 细胞悬液于清洁无菌的盖玻片上，放入 25ml 培养瓶中，盖紧瓶盖，在 37℃恒温箱内培养。

（2）培养 24 小时后，取出盖玻片放在小培养皿中，用 6mmol/L 磷酸缓冲液（PBS，pH6.5）洗涤 3 次。

（3）滴加 1% Triton X-100 液于盖玻片上，立即置于 37℃恒温箱中处理 20min。

（4）用 M-缓冲液轻轻冲洗 3 次，每次 3min，可以稳定细胞骨架。

（5）晾干后加入 3%戊二醛固定液，固定 10min。

（6）用 6mmol/L 的 PBS 缓冲液轻轻洗涤 3 次，滤纸吸干。

（7）在盖玻片上滴加约 3ml 的 0.2%考马斯亮蓝 R250 染液，染色 30～60min。

（8）轻轻用蒸馏水冲洗盖玻片，滤纸吸干水分，空气中干燥。

（9）光镜下观察，动物细胞形态不清楚，只能看到细胞轮廓，微丝被染成深蓝色。

【**作业与思考**】

1. 绘制洋葱鳞叶表皮细胞骨架图。

2. 在观察洋葱鳞叶表皮细胞骨架时，如果看不见蓝色丝状物而是密集的蓝色小点，为什么？

（陈保锋）

实验十三　细胞有丝分裂标本的制备与观察

【目的与要求】

1. 掌握动植物细胞有丝分裂各期的主要特征和区别。
2. 熟悉洋葱根尖细胞有丝分裂临时装片的制备方法。

【实验原理】

细胞有丝分裂（mitosis）的现象是分别由弗勒明（W. Flemming，1882）在动物细胞、施特拉斯布格（E. Strasburger，1880）在植物细胞中发现。有丝分裂过程包括一系列复杂的核变化、染色体和纺锤体的出现以及它们平均分配到每个子细胞的过程。马蛔虫受精卵细胞中有 6 条染色体，洋葱体细胞的染色体为 16 条，因为它们都具有染色体数目少的特点，所以便于观察和分析。

【实验材料及用品】

1. 材料　洋葱根尖、洋葱根尖纵切片、马蛔虫子宫切片。

2. 试剂

（1）1mol/L HCl：取 36%～38% 的浓盐酸 83ml，加蒸馏水至 1000ml。

（2）Carnoy 固定液：取 60ml 无水乙醇、30ml 氯仿和 10ml 冰醋酸混合。

（3）改良苯酚染液

1）原液 A：取 3g 碱性品红溶于 100ml 70% 乙醇溶液中。

2）原液 B：取 10ml A 液与 90ml 5% 的苯酚水溶液混合。

3）原液 C：取 55ml B 液与 6ml 冰醋酸、6ml 38% 的甲醛溶液混合。

4）工作液：取 10～20ml C 液加入 80～90ml 45% 乙酸、1.5g 山梨醇，充分溶解，总体积为 100ml。

（4）70% 乙醇溶液。

3. 器材　显微镜、烧杯、镊子、载玻片、盖玻片、吸水纸、培养皿等。

【实验步骤】

1. 洋葱根尖临时装片的制备

（1）剪去洋葱鳞茎的老根，放在盛满清水的烧杯里，3～4 天长出不定根。

（2）选择粗壮、色白的根尖，剪取游离端 0.5～1cm，立即放入 Carnoy 固定液中固定 2～3 小时。如暂时不制片，可将固定后的材料放入 70% 的乙醇溶液中，4℃ 冰箱保存。

（3）取出固定好的根尖，蒸馏水冲洗，吸水纸吸净水后放入 1mol/L HCl 中解离 10～15min，水洗 3 次。

（4）将处理好的根尖放在滴有改良苯酚染液的载玻片上，用镊子轻轻将根尖捣碎，根尖着色后盖片。

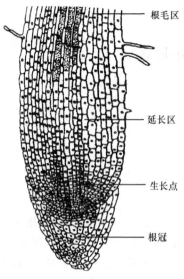

图 13-1 洋葱根尖纵切

（5）将吸水纸放在盖玻片上，用镊子柄部轻轻按压有根尖的部位，使根尖细胞分散均匀。

（6）低倍镜下观察处于分裂期的典型细胞，再换高倍镜观察。

2. 植物细胞有丝分裂标本的观察 将洋葱根尖纵切片标本先在低倍镜下观察，寻找生长点，这部分细胞分裂旺盛，大多处于分裂状态，细胞形状呈方形（图 13-1）。转换高倍镜仔细观察不同分裂时期的细胞形态特征（书末附彩图 8）。

（1）前期：早前期细胞核膨大，核内染色质呈细丝盘绕网状。随着分裂的进行，染色质逐渐变粗变短，到晚前期染色质凝聚成染色体，核仁解体，核膜消失，纺锤体形成。

（2）中期：染色体达到最大程度的凝聚，排列在细胞中央赤道板上，有丝分裂器完全形成。

（3）后期：每条染色体的着丝粒纵裂，使两条染色单体分开，在纺锤丝的牵拉下移向细胞两极。

（4）末期：染色体到达细胞两极，开始解螺旋去凝聚，逐渐伸长变细，恢复为染色质状态。核仁、核膜重新出现，形成两个新的细胞核，在细胞板处分裂形成两个新生子代细胞。

3. 动物细胞有丝分裂的标本观察 取马蛔虫的子宫切片，先在低倍镜下观察，可见马蛔虫子宫腔内有许多处于发育阶段的椭圆形受精卵细胞。每个卵细胞都包在卵膜之中，卵膜与卵细胞之间的腔称为围卵腔。细胞膜的外面和卵膜的内面可见有极体附着。寻找和观察处于分裂间期和有丝分裂不同时期的细胞，并换高倍镜仔细观察其分裂期的形态特征（图 13-2，书末附彩图 9～彩图 14）。

（1）间期：细胞质内有一个近圆形的细胞核，核内染色质分布比较均匀。核膜清楚可见，细胞核附近可见中心粒存在。

（2）分裂期：包括前期、中期、后期和末期。

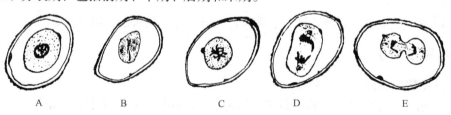

A   B   C   D   E

图 13-2 马蛔虫受精卵有丝分裂过程

A. 前期；B. 中期-侧面观；C. 中期-极面观；D. 后期；E. 末期

1）前期：是有丝分裂的开始阶段。细胞核膨大，染色质逐渐缩成染色丝。两个中心粒彼此分开，分别向细胞两极移动，每一个中心粒周围出现放射状排列的细丝，为星体纤维。

2）前中期：核膜破裂，染色丝进一步凝聚浓缩，变粗变短，形成染色体。星体微管、极间微管、动粒微管形成，并与染色体动粒相连。

3）中期：染色体排列在细胞的赤道面上，形成赤道板。由于切面不同，呈现两种不同的图像。从极面观看，染色体排列如菊花状，有的细胞可以清楚观察到马蛔虫受精卵细胞的 2~6 条染色体；从侧面观看，染色体呈分岔横线状排列在细胞中央。细胞两极各有一个中心粒，其周围有星射线，动粒微管与染色体动粒相连。

4）后期：姐妹染色单体彼此分开，分别向细胞两极移动。细胞拉长，中部的细胞膜开始内陷，出现环形缢缩。

5）末期：到达细胞两极的染色体逐渐解旋，伸长变成染色丝。晚末期染色丝变成染色质。核仁、核膜重新出现，形成新的细胞核，纺锤丝、星射线消失。最后细胞膜缢缩加深，两个子细胞形成。

【作业与思考】

1. 根据标本绘制植物、动物有丝分裂各个时期的图像并标明各时期名称。
2. 动物细胞与植物细胞的有丝分裂有何不同？

（陈保锋）

实验十四　细胞减数分裂

【目的与要求】

1. 掌握减数分裂各主要时期的形态特点。
2. 进一步理解减数分裂染色体减半的机制和意义。

【实验原理】

减数分裂（meiosis）是生殖细胞形成过程中发生的一种特殊的分裂方式。在这个分裂过程当中，染色体只复制一次，细胞连续分裂两次，在两次分裂中分别将同源染色体与姐妹染色单体平均分配给子细胞，导致形成的生殖细胞染色体数量减半，即由 $2n$ 变为 n，所以称为减数分裂。受精后，受精卵细胞染色体又可由 n 恢复为 $2n$，保证了世代之间染色体数目的恒定；同时在减数分裂过程中，非同源染色体重新组合，同源染色体之间发生部分交换，使生殖细胞多样化。所以，减数分裂既使生物保持遗传物质稳定，又使生物遗传基础发生一定变异。成熟的雄性蝗虫精巢是精子发生的器官，包含处于不同发育时期的生殖细胞，通过对蝗虫精巢组织的制片，可在镜下直接观察动物细胞减数分裂过程，了解各期的形态特征。

【实验材料及用品】

1. **材料**　蝗虫精巢细胞减数分裂标本。
2. **器材**　光学显微镜、擦镜纸。

【实验步骤】

将切片标本置于低倍镜下观察，可见标本中有呈长椭圆形的纵切面和呈圆形的横切面，排列着不同发育阶段的生殖细胞。在低倍镜下选择减数分裂区，再转换高倍镜观察各期的形态学特征（书末附彩图 15）。雄性蝗虫体细胞有 23 条染色体，性染色体组成为 XO。精原细胞呈圆形或椭圆形，细胞核大，染色较深，染色质不规则排列，呈团块状。精原细胞经过生长发育，形成初级精母细胞。

1. 减数分裂Ⅰ　包括前期Ⅰ、中期Ⅰ、后期Ⅰ和末期Ⅰ四个时期。

（1）前期Ⅰ：根据初级精母细胞染色体的形态变化而细分为五个时期。

1）细线期：减数分裂开始，细胞核膨大，染色质凝集成细丝状，称染色丝，缠绕成团。染色丝上有许多颗粒状结构，称为染色粒。

2）偶线期：同源染色体发生联会，染色体的一端常聚在核膜的内侧，逐渐延伸到另一端散开，呈花束状。配对后的同源染色体，称为二价体，雄性蝗虫有 11 个二价体，1 条 X 染色体。X 染色体未配对，浓染而粗短。此时染色体细长，见不到双重结构。

3）粗线期：染色体明显粗短，呈粗线条状，因此整个核中染色体分布较为稀疏。配对的同源染色体结合紧密，每个二价体含有 4 条染色单体，称为四分体。非姐妹染色单体之间发生交换，有时可以看到交叉。

4）双线期：染色体进一步缩短变粗，同源染色体开始分离成为双线，但交叉点上仍连在一起，形成各种交叉图像。短棒状 X 染色体向细胞中央移动。此时可清楚观察到每个二价体由 4 条染色单体构成。

5）终变期：染色体极端收缩，均匀分布于细胞核中。同源染色体进一步分离，但由于交叉点位置的不同而呈现 "O" "X" "8" "Y" "+" 和 "V" 等图形，核膜、核仁消失。此时染色体可准确计数。

（2）中期Ⅰ：二价体移向细胞中央，集中排列于赤道面上，形成赤道板。

（3）后期Ⅰ：同源染色体互相分离，各自移向细胞两极。其中一组为 11 条染色体，另一组为 12 条染色体，11+X。

（4）末期Ⅰ：到达两极的染色体聚集在一起，逐步解螺旋成染色质。核仁、核膜重新出现。细胞膜中部凹陷形成两个较小的次级精母细胞，染色体数只有初级精母细胞的一半。

2. 减数分裂Ⅱ 通过减数分裂Ⅰ的子细胞形态较小，经过一个时间短暂、无 DNA 复制的间期后，立即进行第二次减数分裂，包括前期Ⅱ、中期Ⅱ、后期Ⅱ和末期Ⅱ四个时期，每个次级精母细胞形成两个精细胞，精细胞再经过变形发育，由圆形逐渐转变为椭圆形、长梭形，最后形成蝌蚪状的精子。

【注意事项】

中期细胞有侧面观和极面观两种形态，前者染色体分布呈直线；后者染色体排列成一圈，像花瓣状。

【作业与思考】

1. 绘制精原细胞、细线期、粗线期、双线期、终变期、后期Ⅰ、后期Ⅱ和精细胞图各一个。

2. 思考减数分裂与有丝分裂的主要异同。

（刘　云）

实验十五　人类 X 染色质标本制备与观察

【目的与要求】

1. 熟悉 X 染色质的标本制备方法。
2. 了解 X 染色质标本的油镜观察方法。
3. 了解 X 染色质的形态特征。

【实验原理】

人的性别差异是由性染色体（X 和 Y 染色体）决定的。需要进行人的性别鉴定时，除了可以进行染色体核型分析和生殖器官的临床检查外，还可以通过观察细胞核内的 X 和 Y 染色质进行染色质检查。

在雌性哺乳动物和人类女性细胞的间期，核中有一个深染的小体，称为 X 染色质（又称 X 小体或巴氏小体）。X 染色质是两条 X 染色体在间期时其中一条发生异固缩而形成的特有染色质，而且通常为失活状态，位于核膜边缘，其数目比 X 染色体数目少 1，从而使得男性个体 X 染色体所携带的基因的遗传效应与女性个体 X 染色体所具有的基因的遗传效应基本相当，因此维持男女两性基因表达的基本一致性。用硫堇染色可使细胞核清晰着色，并可辨认核膜边缘的 X 染色质。

【实验材料及用品】

1. **材料**　女性口腔黏膜上皮细胞。
2. **试剂**

（1）硫堇染色液（硫堇 1g 溶于 100ml 的 50%乙醇溶液备用；用乙酸钠 9.714g、巴比妥钠 14.714g 溶于去 CO_2 蒸馏水 500ml 配制缓冲液；配制 0.1mol/L HCl 溶液。将硫堇溶液、缓冲液、0.1mol/L HCl 溶液按 40∶28∶32 比例配制染色液，调节 pH 至 5.7，0.2μm 滤纸过滤备用）。

（2）固定液（3 份甲醇∶1 份冰乙酸），现配现用。

（3）1mol/L HCl 溶液。

3. **器材**　离心机、离心管、染色缸、压舌板、玻片、吸水纸、擦镜纸、消毒牙签等。

【实验步骤】

1. **取材**

（1）用水漱洗口腔数次，除去口腔内细菌和杂物。

（2）用压舌板或牙签刮取下唇或腮部口腔黏膜上皮细胞。

（3）刮取数次，将刮取物涮入装有生理盐水的离心管中，进行标本制作。

2. **标本制备**

（1）将装有细胞悬液的离心管进行离心，1500r/min，10min。去上清液，留细胞团。

（2）加入固定液 10ml，混匀，固定 30min。

（3）1500r/min 离心 10min，去上清液，留细胞团。

（4）加入 2 滴（根据细胞多少增减）固定液，混匀。

（5）取细胞悬液 1～2 滴滴于干净载玻片上，晾干。

3. 染色（硫堇染色方法）

（1）将标本放入 1mol/L HCl 溶液，37℃水解约 20min。

（2）取出标本，在蒸馏水中涮洗 4 到 5 次，充分去除 HCl，避免影响硫堇染色液 pH。

（3）在硫堇染色液中染色约 15min，取出，用蒸馏水轻轻冲洗，晾干，观察。

4. 观察

（1）在低倍镜下选取细胞集中的细胞群。

（2）用油镜观察 X 染色质，位于核膜内侧边缘（图 15-1）。

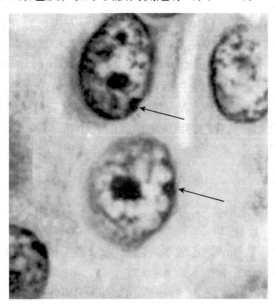

图 15-1　人 X 染色质

【**注意事项**】

1. 取材前一定要漱口，避免口腔中杂质、细菌影响 X 染色质观察。

2. 刮取细胞数量要多。

3. 染色时间不宜太长，否则 X 染色质不易区分。

4. 观察时计数细胞，选取核完整、无缺损、无皱褶、核染色均匀的细胞进行观察。

5. 观察时避免将 X 染色质与核内其他凝聚物混淆。

【**作业与思考**】

1. 绘制观察到的人 X 染色质图，注明各部分的名称。

2. 为什么正常女性有巴氏小体，而正常男性没有？

（蔡晓明）

实验十六　人类 Y 染色质标本制备与观察

【目的与要求】

1. 掌握人类 Y 染色体与 Y 染色质之间的数量关系。
2. 熟悉人类 Y 染色质标本的制备方法。
3. 了解 Y 染色质的形态特征及其在细胞中的位置。

【实验原理】

正常男性核型为 46，XY。1970 年 Pearson 等用喹吖因类染料对正常男性口腔黏膜上皮细胞染色后，在荧光显微镜下发现，在间期细胞核中可观察到一个强荧光小体，即 Y 染色质。Y 染色质又称 Y 小体或 F 小体，是男性细胞间期核中的一种特有染色质，常常位于细胞核边缘或核中央，用荧光染料染色后可呈一极小的黄色荧光亮点，直径 0.25～0.3μm，是 Y 染色体长臂特异性着色而形成。Y 染色质的数目与 Y 染色体的数目相同，其大小同 Y 染色体长臂末端能被荧光染料着色的异染色质区的大小相一致，因此，可作为辅助检查手段为临床实践中性别的初步诊断以及性染色体病的筛查提供帮助。

【实验材料及用品】

1. 材料　人口腔黏膜细胞。

2. 试剂

（1）3%乙酸溶液：取 3ml 冰乙酸于蒸馏水中，定容至 1000ml，混匀。

（2）pH6.0 McIlvaine 缓冲液

1）A 液（0.1mol/L 柠檬酸溶液）：柠檬酸（$C_6H_8O_7 \cdot H_2O$）21.0g 溶于 1000ml 蒸馏水中。

2）B 液（0.2mol/L 磷酸氢二钠）：磷酸氢二钠（$Na_2HPO_4 \cdot 2H_2O$）35.6g 溶于 1000ml 蒸馏水中。

3）工作液：取 A 液 73.3ml，B 液 126.7ml，混匀，得 pH6.0 工作液。

（3）荧光染料

1）5%盐酸阿的平荧光染液：盐酸阿的平 0.5g，McIlvaine 缓冲液 10ml，于棕色瓶中混合均匀后，避光 4℃保存。

2）50μg/ml 芥子喹吖因荧光染液：芥子喹吖因 5mg，McIlvaine 缓冲液 100ml，于棕色瓶中混合均匀后，避光 4℃保存。

3. 器材　荧光显微镜、盖玻片、载玻片、牙签、镊子、吸水纸、擦镜纸、酒精棉球。

【实验步骤】

1. 标本制备

（1）取材与涂片：被检者漱口后，用牙签轻轻刮取口腔两侧颊部或嘴唇内侧的黏膜，将刮取的细胞均匀地涂在干净的载玻片中央，形成一个直径约 1.5cm 的样本区。其他培养和未培养的细胞（如血细胞、皮肤细胞和羊水细胞等），均可制成细胞悬液涂或滴在载玻片上。

（2）固定：滴加数滴 3%的乙酸溶液于样本区，静置 20～30 分钟后，用 McIlvaine 缓冲液（pH6.0）冲洗，晾干。

（3）染色：滴加数滴 5%盐酸阿的平（或用 50μg/ml 芥子喹吖因）染液于样本区，放置暗处静置染色 15～30 分钟后，用流水冲洗 1 分钟。

（4）封片：将标本浸在 McIlvaine 缓冲液（pH6.0）中，2 分钟后取出，在标本上滴加少许相同缓冲液，盖上盖玻片。用吸水纸吸走多余染液。暗处静置约 30 分钟。

2. 标本观察 使用荧光显微镜观察。先在低倍镜下找到细胞核；换油镜观察，可在细胞核边缘或在核中间发现极小的荧光亮点，即为 Y 染色质（图 16-1）。Y 染色质一般直径为 0.25～0.30μm。有的为单点结构，有的为双点结构。Y 染色质出现率在正常男性中一般为 10%以上，大多数处于 25%～50%之间，少数可达 75%，正常女性中则基本为零。

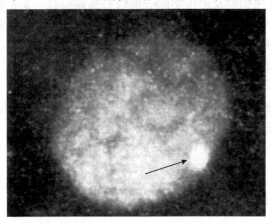

图 16-1 Y 染色质

【注意事项】

1. 标本不能太厚，应透明。
2. 受检者需仔细漱口后取材，尽量避免取到杂质。
3. 封片后要防止缓冲液蒸发，可用指甲油、液状石蜡或胶水封住盖玻片周围。
4. 尽量在光线较暗的环境下观察标本。
5. 被计数的细胞必须有完整的细胞核，染色均匀且清晰，核周围无细菌和其他杂质干扰。

【作业与思考】

1. 绘制所看到的 Y 染色质。
2. 分析 50 个细胞，计算 Y 染色质的出现率。
3. 将全班同学制好的标本混合，随机取一张，辨别细胞提供者是男性还是女性。

（章 欢）

实验十七　小鼠骨髓细胞染色体标本制备

【目的与要求】

1. 掌握小鼠骨髓细胞染色体标本的制备和染色方法。
2. 掌握油镜下观察染色体的方法。
3. 了解小鼠骨髓细胞染色体标本制备的原理。

【实验原理】

染色体制备是细胞生物学及遗传学的一项核心基础实验。实验教学中，体外细胞培养和制备染色体的方法操作环节多、耗时长、影响因素多；动物的骨髓细胞数目多而且分裂旺盛，如小鼠（繁殖周期短、产仔多、成熟早、个体小、成本低、与人类基因相似度高）骨髓就是制备染色体的理想的材料；这种方法制备染色体，方便快捷、不需体外培养和无菌操作。

为了方便染色体的观察与计数，我们可以利用秋水仙素处理，阻止微管的组装而获得更多分裂中期时相的细胞，此时染色体在赤道面上清晰排列。利用低渗处理使细胞膨胀，减少染色体的相互缠绕和重叠，使染色体分散，便于观察。吉姆萨（Giemsa）染液可以使染色体特异性着色，在显微镜下呈蓝紫色（或紫红色）。

【实验材料及用品】

1. **材料**　小鼠（4～8 周龄，健康洁净级，20～25g）。
2. **试剂**　1mg/ml 秋水仙素，Carnoy 固定液（甲醇：冰醋酸=3：1），0.075mol/L KCl 低渗液，1：10 Giemsa 磷酸盐缓冲染液（pH=6.8），95%乙醇溶液。
3. **器材**　显微镜、解剖剪、预冷载玻片、酒精灯、离心管、注射器。

【实验步骤】

1. **注射秋水仙素**　在实验开始前 3～4h，取小鼠，腹腔注射 10μg/g（体重）秋水仙素，然后脱臼法处死小鼠。
2. **收集骨髓细胞**　迅速取出小鼠后肢胫骨和股骨，去除骨上肌肉，剪开骨两端，暴露骨腔，用注射器吸取 5ml 低渗液（0.075mol/L KCl）冲洗骨髓入离心管中，反复冲洗骨腔至泛白，尽可能多地收集骨髓细胞，去掉注射器针头，轻轻吹打细胞悬液，将细胞团块分散为单个细胞。
3. **低渗处理**　将所获得的细胞悬浮液加入 0.075mol/L KCl 溶液（经 37℃预热），定量至 8ml，反复轻吹混匀液体，将离心管放入 37℃水浴中，低渗处理 30min。
4. **预固定**　向离心管中滴加新配制的 Carnoy 固定液 1ml，用吸管轻轻吹打 1～2min 混匀，1000r/min 离心 8min，弃去上清液。
5. **固定**　加入 5ml 新配制的 Carnoy 固定液，用吸管轻轻吹打混匀，室温静置 10min，

1000r/min 离心 8min，弃去上清液。重复固定 2~3 次。

6. 制备细胞悬液 离心吸去上清液，得到沉淀物，视细胞多少，加入 0.5~1ml 固定液，将沉淀细胞吹散混匀。

7. 滴片 取出干净预冷的载玻片，将其略倾斜，吸取细胞悬液从距载玻片约 40~50cm 处，滴 2~3 滴于载玻片上，滴片后立即将悬液轻吹散，在酒精灯火焰上迅速过几下烘干，再在室温下充分干燥。

8. 染色 将载玻片滴加有细胞的面朝上水平放置，滴加新鲜配制的 1∶10 Giemsa 染液（pH=6.8）3~4ml，染色 10min，流水冲洗掉染液，干燥后镜检，小鼠染色体是端着丝粒染色体，呈 "U" 形或 "V" 形，2n 为 40 条（图 17-1）。

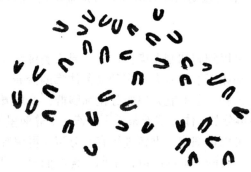

图 17-1 小鼠染色体

【注意事项】

1. 用秋水仙素阻断细胞分裂时，注意处理的用量和时间，用量过高或者是作用时间过长，染色体出现过分收缩或者着丝粒分离，染色体短小不宜观察；用量过低或者是作用时间短，会导致中期的分裂象少，染色体不清晰。

2. 小鼠骨髓细胞收集时，骨髓要冲洗干净，收集足量细胞，也要避免血细胞和肌肉细胞混入干扰。

3. 低渗处理得适当与否，决定了染色体的分散程度；低渗不充分，染色体分散不彻底；低渗过度，容易造成细胞破裂。

4. 固定液一定要新鲜配制，固定要充分，离心时需要配平。

5. 玻片的清洁、滴片等影响着标本的质量，玻片在实验前用 95% 的乙醇溶液浸泡 24h 处理，使用时用软布擦拭，置于冰箱预冷或冰上进行冷冻滴片，滴片时要有一定高度。

6. Gimesa 染液要现配现用，配制过程中减少杂质混入，实验采用浸染时，注意控制染色时间，时间较长时染液容易出现沉淀，进而在玻片上留下杂质。

【作业与思考】

1. 在油镜下观察小鼠染色体的形态和数目。

2. 如果在视野中几乎找不到细胞，或只能看到深色的细胞核，不能看到染色体，请分析出现这些实验结果的原因。

（余小琴）

实验十八　人类外周血淋巴细胞染色体标本制备与观察

【目的与要求】

1. 掌握显微镜的油镜使用方法。
2. 掌握人体细胞染色体的形态、结构、数目及其计数的方法。
3. 熟悉人外周血淋巴细胞短期培养方法和人外周血淋巴细胞染色体标本的制备方法。

【实验原理】

体外培养人体外周血淋巴细胞和制备染色体标本是人类细胞遗传学的基本实验方法，已广泛应用于基础医学、临床医学的研究及多种染色体病的诊断。

人体外周血的小淋巴细胞，是不能分裂的分化细胞群，通常情况下几乎都是处于间期的 G_0 期或 G_1 期，一般不再分裂。体外培养条件下，若在培养液里加入植物凝集素（PHA）可刺激小淋巴细胞转化为淋巴母细胞，重新进行有丝分裂。再用有丝分裂阻断剂（秋水仙素）处理细胞，可使正在分裂的细胞都停留在中期，再经低渗、固定等处理，制片后即可得到染色体标本。

【实验材料及用品】

1. **材料**　人外周静脉血。
2. **试剂**
（1）RPMI 1640 培养液、小牛血清、PHA（5mg/ml）、香柏油。
（2）青霉素、链霉素、0.2%肝素、秋水仙素（10μg/ml）、5% NaHCO₃。
（3）固定液（甲醇：冰醋酸=3∶1）、0.075mol/L 氯化钾。
（4）吉姆萨原液，用时按吉姆萨原液∶pH6.8 磷酸缓冲液=1∶10 的比例配制。
3. **器材**　显微镜、离心机、二氧化碳细胞培养箱、冰箱、高压灭菌器、超净工作台、无菌注射器等。

【实验步骤】

1. 人外周血淋巴细胞的培养

（1）细胞培养液的配制：超净工作台上，每个培养瓶加入 5ml 培养液，其中含 4ml 的 RPMI 1640、1ml 的灭活小牛血清、终浓度为 100U/ml 的青霉素和链霉素、0.2ml 的 PHA，用 5% NaHCO₃ 调节 pH 至 7.2～7.4。

（2）采血：消毒皮肤，用 2ml 灭菌注射器吸取约 0.2ml 肝素湿润针管。静脉穿刺，抽取外周静脉血 1ml，转动针筒以混匀肝素。

（3）接种与培养：超净工作台上操作。常规消毒后，立即将针头插入灭菌小瓶内，在火焰旁将血液滴入 2～3 个盛有 5ml 培养液的培养瓶内，每瓶 0.2～0.3ml（6 号针头 45 度倾斜，约 20 滴），盖紧橡皮塞，轻轻摇动以混匀，贴好标签。将培养瓶放在 37℃细胞培养箱内静置培养 72h（每 24 小时轻轻摇动培养瓶一次）。

2. 人体外周血淋巴细胞中期染色体标本的制备

（1）秋水仙素的处理：终止培养前 3～4h 加入秋水仙素，每瓶用 7 号针头倾斜 45 度滴 4～5 滴，使其终浓度为 0.4μg/ml，摇匀后继续恒温培养 3～4h。

（2）收获细胞：终止培养后，将培养物混匀，倒入离心管内，以 1000r/min 离心沉淀 10min，弃去上清液。

（3）低渗处理：加入 37℃预热的 0.075mol/L 氯化钾低渗液 8ml，轻轻吹打混匀细胞，置 37℃水浴箱中静置（低渗处理）20min。

（4）固定：低渗处理完毕后，沿管壁缓慢加入新配的固定液 1～2ml 进行预固定。混匀后室温下静置 20min，以 2000r/min 离心 10min，弃上清液。再沿离心管壁缓慢加入新配制的固定液 4ml，轻轻吹打混匀，室温静置 20min，1000r/min 离心 10min，弃去上清液。

（5）制备细胞悬液：吸净上清液，加入 0.3～0.6ml 固定液，轻轻吹打成细胞悬液。

（6）制片：取保存在冰水中的载玻片，用滴管吸取少量细胞悬液，从 15～30cm 高处滴 2 滴于冰片上，立即吹气，使细胞在玻片上散开，然后在酒精灯上过火 3～5 次，晾干。

（7）染色：将新配制的 Giemsa 染液滴于玻片上，室温染色 20min；清水轻轻冲洗 3～5 秒钟，晾干。

3. 人体外周血淋巴细胞染色体标本的观察 取上述制备完成的染色体玻片标本，先在低倍镜下寻找良好中期分裂象（书末附彩图 16），然后选择染色体染色清晰、分散适度、长度合适的分裂象，移至视野中央，滴加香柏油，换油镜观察（书末附彩图 17）。

（1）人染色体形态结构的观察：正常人体细胞中期染色体按照着丝粒在染色体上的位置，可分为中央着丝粒染色体、近中着丝粒染色体和近端着丝粒染色体三种类型。每条染色体由两条姐妹染色单体构成，着丝粒两端的臂分为长臂和短臂，个别染色体有副缢痕和随体。

（2）人染色体的计数：选择 10 个分裂象计数。每个分裂象根据细胞中染色体自然分布的区域将其分区计数，然后再求和，切勿重复或遗漏。

【注意事项】

1. 采血时肝素用量应适宜，过多会导致溶血和抑制淋巴细胞的转化和分裂，过少易出现凝血等现象。

2. PHA 的质、量是细胞培养成功与否的关键。

3. 细胞培养应严格进行无菌操作，避免污染。

4. 秋水仙素浓度与处理时间至关重要。浓度过大或时间过长会使染色体收缩过度，观察效果不佳；浓度过小或时间过短，会导致中期分裂象不足。

5. 适宜的低渗是制片的关键。低渗时间过长，染色体易破碎、丢失；低渗时间不足，染色体分散不佳，影响观察计数。

6. 固定液应临用时新鲜配制，且固定要充分。否则染色体易出现毛刷状和太深的细胞质背景。

【作业与思考】

1. 培养淋巴细胞时，为什么要在培养液里加入植物凝集素？

2. 收获的细胞进行低渗处理的目的是什么？

（刘 云）

实验十九　染色体核仁组织区（NOR）的显示

【目的与要求】

1. 掌握染色体上核仁组织区所在部位和特征。
2. 熟悉使用银染法显示人类染色体核仁组织区的原理和方法。

【实验原理】

应用 DNA-RNA 分子原位杂交技术，证明人类染色体核仁组织区（NOR）里存在 5.8S 核糖体 RNA、18S 核糖体 RNA 及 28S 核糖体 RNA 的基因（rDNA）位点。银染技术可以显示中期染色体上的核仁组织区（NOR），使其呈特异性着色。由于正在转录或已转录的 rRNA 基因部位伴有丰富的、能够调节 rDNA 表达的酸性蛋白，这种酸性蛋白质含有巯基（SH）和二硫键，能将 $AgNO_3$ 中的 Ag^+ 还原成黑色的 Ag 颗粒，因此 $AgNO_3$ 可将具有转录活性的核仁组织区特异性地染成黑色，而无转录活性的区域则不着色。通过银染，人类 23 对染色体中的 5 对近端着丝粒染色体（13～15 号、21 号、22 号），在其短臂末端与随体之间的次缢痕处可观察到黑色的小球体，即酸性蛋白，故此处即为核仁组织区。

银染法可用于医学遗传学、医学细胞生物学和医学生物学等方面的研究，尤其在进行染色体分析的时候，该法应用有助于 D 组和 G 组染色体易位的判断和染色体疾病的诊断。

【实验材料及用品】

1. 材料　人染色体标本（片龄为 1 周内）。

2. 试剂

（1）50% 的 $AgNO_3$ 溶液：称取 50g $AgNO_3$ 溶于 100ml 蒸馏水中。

（2）氨银溶液：称取 4g $AgNO_3$ 溶于 5ml 蒸馏水中，再加入 5ml 浓氨水（NH_4OH）。

（3）福尔马林溶液（3% 甲醛）：3ml 36% 甲醛溶液，加蒸馏水 97ml，用无水乙酸钠将 pH 调至 7.4，4℃ 保存，使用前用甲酸将 pH 调至 4.5。

（4）吉姆萨（Giemsa）染液、pH6.8 的 PBS。

3. 器材　恒温水浴箱、培养箱、显微镜、培养皿、载玻片、盖玻片、镊子、吸管和洗瓶。

【实验步骤】

1. 硝酸银染色法

（1）在一张片龄为 1 周内的人染色体标本上，滴加 4～8 滴 50% $AgNO_3$ 溶液，立即覆以盖玻片，放入潮湿密封的培养皿中，置于 37℃ 温箱中 24～48h，或 50℃ 温育 2～5h。

（2）取出，用洗瓶冲去盖片。

（3）标本用 Giemsa 染液（Giemsa 原液和 pH6.8 的 PBS 按 1∶10 混合）染色 10～15s。

（4）蒸馏水冲洗，空气干燥，镜检。

2. 氨银染色法

（1）在一张片龄为 1 周内的人染色体标本上，滴加 4～8 滴 50% $AgNO_3$ 溶液，立即覆以盖玻片，放入潮湿密封的培养皿中，置于37℃温箱中 24～48h，或 50℃温育 2～5h。

（2）取出，用洗瓶冲去盖片，再以洗瓶冲洗 2 次，室温晾干。

（3）用吸管向染色体标本上滴加 4 滴氨银溶液和 4 滴福尔马林溶液（3%甲醛）（pH4.5），立即覆以盖玻片，室温条件下反应 12min。

（4）洗瓶冲去盖片，再用洗瓶内的蒸馏水洗净标本。

（5）标本用 Giemsa 染液（Giemsa 原液和 pH6.8 的 PBS 按 1：10 混合）复染 10～15s。

（6）洗瓶冲洗，空气干燥，镜检。

两种方法实验结果比较：两种方法各有优缺点，硝酸银染色法染色得到的染色体标本上仅仅显示银染核仁组织区（Ag-NOR），染色体臂并不着色，图像颜色较淡；氨银染色法染色图像染色鲜明，但染色体有时失真，染色体臂有时也被银染色。

【注意事项】

1. $AgNO_3$ 溶液需要现配现用，用量不可过多或过少。

2. 玻片标本一定要平置，让染液均匀分布在标本上，使标本着色均匀。

3. 银染液可使衣物、皮肤染色，操作时应避免其直接接触皮肤。

4. 水浴箱内的水需经常更换，并保持所用器具的洁净。

5. 福尔马林溶液（3%甲醛）的 pH 须调至 4.5。

【作业与思考】

1. 简述 NOR 银染的原理。

2. 记录并分析实验结果。

（何 秀）

实验二十　细胞活性的鉴定

【目的与要求】

1. 掌握鉴定细胞活性的基本方法。
2. 熟悉细胞活性鉴定的原理。

【实验原理】

细胞活性的鉴定在生物学和医学实验研究中有着非常重要的作用和意义，尤其是在细胞的培养、外源物质对细胞毒性研究中，研究者需要随时观察和记录细胞的生长状态，因此需要经常进行细胞活性的鉴定。细胞活性鉴定的方法很多，常用的方法有化学染色法、荧光染色法和仪器分析法等。

活细胞和死细胞的差异主要体现在细胞膜通透性和细胞代谢能力变化这两个方面。活细胞的细胞膜具有很强的选择透过性，只允许细胞内外的物质选择性地通过，对细胞起着保护和屏障作用，进而维持细胞内环境的稳态。细胞死亡后，细胞膜受损，膜的通透性增加，失去原有的保护和屏障作用，一些本来不能进入细胞的分子可自由进入细胞。可基于细胞对某些染料和荧光分子通透性的差异来鉴别细胞的活性。很多物质不能通过细胞膜进入活细胞内部，例如锥虫蓝、苯胺黑、赤藓红 B 等；但如果细胞死亡，这些物质便可进入细胞内部将其染色，之后借助显微镜观察细胞着色情况便可鉴定细胞状态；然而，有些染料是可以被活细胞吸收而使细胞着色的，比如结晶紫、中性红等；另外一些荧光染料如溴化乙锭（EB）、碘化丙啶（PI）和吖啶橙（AO）可使活细胞和死细胞呈现不同荧光。碘化丙啶（PI）是一种核酸染料，对于具有完整细胞膜的正常细胞不能着色，但死细胞或凋亡晚期细胞因细胞膜通透性增加，PI 可以透过细胞膜进入细胞嵌入 DNA 使细胞核显示红色荧光。

活细胞内代谢旺盛，酶活性强，有较高的还原能力，相反死细胞则代谢相关的酶活性减弱或已经丧失。荧光素二乙酸酯（FDA）、荧光素二丁酸酯等酯化的荧光素亲脂性高，易被细胞吸收，其本身并无荧光，当它进入细胞后，活细胞内的酯酶具有较强的活性，可将其分解，生成带有荧光的荧光素，由于荧光素不能自由通过活细胞膜，会积累在细胞内，从而使细胞在荧光显微镜下呈现出明亮的绿色或黄绿色荧光；死细胞内酶活性低或丧失活性，不能分解酯化的荧光素，故不能呈现荧光。

【实验材料及用品】

1. 材料　各类培养的人或动物细胞。

2. 试剂

（1）生理盐水、Hanks 溶液、PBS（pH7.0～7.2）、0.25%胰蛋白酶–0.02% Na₂-EDTA 混合液。

（2）0.4%锥虫蓝溶液：称取 4g 锥虫蓝，加少许去离子水研磨，之后定容到 100ml，滤纸过滤，4℃保存。

（3）0.05%苯胺黑染液：用 Hanks 溶液配制荧光素。

（4）荧光素二乙酸酯（FDA）染液：称取 0.1mg FDA 溶于 100ml 丙酮，配制成 5mg/ml 母液，4℃避光保存。

（5）碘化丙啶（PI）染液：称取 5mg PI 溶于 5ml PBS 中，4℃避光保存。

3. 器材 CO_2 培养箱、显微镜、荧光显微镜、血球计数板、离心机、移液器（移液枪）、活细胞计数器、流式细胞仪、培养瓶、离心管、染色缸、恒温水浴箱、镊子、载玻片、盖玻片等。

【实验步骤】

1. 锥虫蓝染色法

（1）制备细胞悬液：若待测细胞是贴壁细胞，倒掉培养液之后加入 1～2ml 0.25%的胰蛋白酶–0.02% Na_2-EDTA 混合液进行消化，镜检细胞回缩变圆后快速倒掉消化液，加入无血清培养液吹打细胞，制成高浓度细胞悬液；悬浮培养细胞即为待测细胞，用 PBS 清洗细胞，之后制成高浓度细胞悬液即可。

（2）染色观察：吸取 0.5ml 待测细胞悬液与 0.4%锥虫蓝溶液以体积比 2∶1 置于 EP 管（即离心管）中混合，2min 后，取样（一滴）置于载玻片上制备成临时装片，置于普通显微镜下观察。死细胞被染成蓝色，活细胞为无色。

（3）计算细胞存活率：根据实验需要可计算出细胞存活率。取适量的混合液加入血球计数板，计数细胞总数和死亡细胞数，根据以下公式计算出细胞存活率。

$$细胞存活率=（细胞总数–死亡细胞数）/细胞总数×100\% （式20-1）$$

2. 苯胺黑染色法 按常规方法制备细胞悬浊液，将待测细胞悬液与 0.05%苯胺黑染液按 10∶1 体积比置于 EP 管中混合均匀制成混合液，染色 1～2 分钟。取样制成临时装片，置于显微镜下镜检。死细胞被染成黑色，活细胞无色。之后参考计算（式 20-1），计算细胞存活率。

3. 荧光素二乙酸酯（FDA）染色法

（1）按常规方法制备细胞悬浊液。

（2）染色观察：取细胞悬液 450 μl 置于 EP 管中，加入荧光素二乙酸酯（FDA）母液 50μl，混匀。静置染色 5～10min。制成临时装片，荧光显微镜镜检观察。活细胞发出黄绿色荧光，死细胞不产生荧光。

4. 碘化丙啶（PI）染色法

（1）按常规方法收集待测细胞，离心、悬重，用 0.01mol/L 的 PBS 调节细胞密度为 10^6 个/ml，制成细胞悬液。

（2）取细胞悬液 1ml 置于 EP 管中，加入 5μl PI 母液，混匀，静置，常温下避光染色 5～10min。之后制成临时装片，荧光显微镜镜检观察。活细胞不发出荧光，死细胞中产生红色荧光。

【注意事项】

1. 注意控制各种染液的染色时间，可根据染色结果和要求调整时间。

2. 某些染色液具有一定的毒性，染色时间过长，可使活细胞受损而着色，造成实验误差。锥虫蓝有轻度的毒性,染色时间不宜太长,须在 15min 内完成实验,否则活细胞状态改变而着色,造成实验误差。

3. 取样时先混匀细胞悬液再取样。

4. 荧光染液应避光染色。实验用到的荧光素都有一定的毒副作用,实验时需要戴上一次性手套进行实验操作。

【作业与思考】

1. 阐明各种细胞活性鉴定方法的原理和判定特征。
2. 细胞活性的鉴定可以应用在哪些方面?

(张云香)

第二篇 综合性实验

实验二十一 原代细胞培养

【目的与要求】

1. 掌握细胞培养的无菌操作基本方法。
2. 熟悉细胞原代培养的基本操作步骤。
3. 熟悉倒置显微镜使用方法。

【实验原理】

细胞培养是指从生物体中取出细胞（组织），模拟体内生理条件，在人工培养条件下使其生存、生长、繁殖，并维持其结构和功能的方法。细胞培养技术的最大优点是使我们得以直接观察活细胞，并在有控制的环境条件下进行实验，避免了体内实验时的许多复杂因素的影响，还可以与体内实验互为补充，可同时提供大量生物性状相同的细胞作为研究对象，耗费少，比较经济，因此成为生物学研究的重要手段。

将动物机体的各种组织从机体中取出，剪成组织块，或者经各种酶（常用胰蛋白酶）、螯合剂（常用 EDTA）或机械方法处理，分散成单细胞，接种于合适的培养基中培养，使细胞得以生存、生长和繁殖，这一过程称原代培养。

【实验材料及用品】

1. **材料** 乳鼠。
2. **试剂**

（1）PBS（pH7.4）：KH_2PO_4 0.27g，Na_2HPO_4 1.42g，NaCl 8g，KCl 0.2g，加去离子水约 800ml 充分搅拌溶解，然后加入浓盐酸调 pH 至 7.4，最后定容到 1L，高压蒸汽灭菌。

（2）RPMI 1640 培养液：RPMI 1640 粉剂照说明书用三蒸水溶解，由于在配制时常有极细的悬浮颗粒不能溶解，需通入适量 CO_2 气体助溶。按说明书的要求去加 CO_2 和 $NaHCO_3$，待完全溶解后，过滤除菌后分装，置 4℃冰箱保存。

（3）0.25% 胰蛋白酶-0.02% EDTA 消化液：称取胰蛋白酶粉末 0.25g 于研磨器中（夏天研磨器应放在冰浴中），加入少量 Hanks 液研磨 1000 次左右，调制成糊状。再加入 4℃预冷的 PBS 液至 100ml，使胰蛋白酶浓度达到 0.25%，加入乙二胺四乙酸二钠（Na_2-EDTA）0.02g，4℃下磁力搅拌使完全溶解。过滤除菌，−20℃冻存。

（4）100 倍双抗：取 100 万单位青霉素 G 钠和 1g 硫酸链霉素（100 万单位=1g），加入 80ml PBS 中溶解，定容至 100ml，过滤除菌，−20℃冻存。

（5）1%醋酸溶液：称量 1g 冰醋酸，加 99ml 毫升水，混匀即可。

（6）DMEM 培养基。

3. **器材** 生物安全柜、CO_2培养箱、普通显微镜、倒置相差显微镜、恒温水浴箱、离心机、解剖器具、小烧杯、$25cm^2$ 培养瓶、离心管、表面皿、冻存管（1ml）、吸管、细胞计数板、吸管橡皮头、橡皮瓶塞、酒精灯、喷灯、75%乙醇棉球、记号笔、小布袋、移液管、电动移液枪。

【实验步骤】

1. 细胞培养的准备与无菌操作

（1）培养前准备：开始实验前制订实验计划和操作程序，计算好有关数据。根据实验要求，准备各种所需器材和物品。

（2）培养室和生物安全柜的消毒：每天用 0.2% 的新洁尔灭拖洗无菌培养室地面一次，紫外线照射消毒 30～50 分钟。生物安全柜每次使用前用 75% 乙醇溶液擦洗，然后紫外线消毒 30 分钟，使用后也应用 75% 乙醇溶液将台面擦干净。一些操作用具如移液器、废液缸和试管架等，用 75% 乙醇溶液擦洗后置于台内，同时照射紫外线。

（3）洗手和着装：进入无菌培养室前必须彻底洗手，更换无菌服，戴上帽子和口罩，并用 75% 乙醇溶液消毒手和前臂。操作前再用酒精棉球擦手消毒。

（4）无菌培养操作：实验前，打开生物安全柜通风开关，预先运行 10 分钟。吸取培养液、PBS、细胞悬液及其他液体时应分别使用不同吸管。用吸管、注射器进行转移液体操作时，吸管、注射器针头不能触及瓶口。

2. 取材 取新生乳鼠一只，采用颈椎脱臼法处死，然后把整个小鼠浸入盛有 75% 乙醇溶液的烧杯中 2～3 s 后，随即带入生物安全柜内取出置于消毒的培养皿中。打开消毒器械包，剖腹取出肝脏或肾脏，放入另一培养皿中，用吸管吸取 PBS 液加入培养皿中，清洗 2～3 次去掉血污。然后将组织剪成几块，再用 PBS 漂洗，去净血液为止。

3. 剪切 将洗净的组织块移入消毒的培养皿中，用眼科剪反复剪成 0.5～$1mm^3$ 的小块，然后用吸管加几滴培养液，轻轻吹打混匀。

4. 接种培养

（1）组织块法：用吸管分次吸取小碎块悬液（注意：应吸在吸管端部，以免吸得过高，黏附在管壁上无法吹出而丢失），在培养瓶底壁上散开摆匀，$25cm^2$ 培养瓶可接种 20～30 个组织块。组织块放置好后，翻转培养瓶，加入 2～3ml 培养液，塞紧瓶塞，标好日期和组号，置入 37℃ CO_2 培养箱中 4～5h，待组织小块略干燥能牢固贴于瓶壁时，再慢慢翻转培养瓶（动作一定要轻，减少振动，防止组织块脱落），使培养液浸泡组织块静置培养。

（2）消化法：吸取 0.25% 胰蛋白酶–0.02% EDTA 混合消化液 1ml，加入离心管中，与组织块混匀后，盖上管口塞子，37℃ 水浴中消化 8～10 分钟，每隔几分钟摇动一下试管，使组织块与消化液充分接触，消化后将管内液体倒在无菌不锈钢筛网上过滤，收集过滤后的液体加入新的离心管中，封好，1500 r/min 离心 5 分钟。吸去上清液，向离心管中加入 5～10ml 含 10% 小牛血清的 DMEM 培养基，用吸管吹打混匀，为确定现有细胞浓度，加入 0.2ml 细胞悬液于 1.8ml 1% 醋酸溶液中以裂解红细胞，用血细胞计数器进行细胞计数。按每细胞瓶 $1×10^6$ 个细胞的数量接种于 10ml 组织培养液中，CO_2 培养箱中孵育直至细胞铺满。

5. 观察 每天要对接种培养的细胞进行仔细观察，在原代培养的 1 天到 2 天内，要特别注意观察是否有细菌、真菌的污染，一旦发现，要及时清除，防止造成其他细胞的交叉感染。

在细胞培养的过程中，要注意培养液颜色的变化，并根据培养液的颜色来决定换液时间。正常情况下，培养液本身呈桃红色；当培养一段时间后培养液呈橙黄色时，细胞一般生长情况良好；呈淡黄色时，可能培养时间较长，营养不足，死亡细胞较多；呈紫红色时，可能是细胞生长状态不好或已经死亡。所以，应在培养液略黄时吸出部分旧培养液，然后补加同等数量的新鲜培养液。换液时，应将培养液事先预温至37℃。换液过程中，不要吸出细胞，不要使培养液溢出培养瓶，避免各种微生物的污染。

接种24h后，可见到许多细胞贴壁（由圆形悬浮状态的细胞延展成短梭状）。培养3～4天时，细胞生长繁殖，数量增加，并可见细胞形成孤立小片（细胞岛）并逐渐扩展，细胞透明，颗粒少，界线清楚，培养液逐渐变酸呈黄色，但液体仍澄清，此时可换液一次，7～10天细胞已基本铺满瓶壁形成致密单层，这时可进行传代培养。

【注意事项】

1. 离体细胞对温度、渗透压、pH、无机盐浓度以及无菌环境有严格要求，因此，培养用液体必须使用三蒸水，用品必须严格消毒，细胞操作遵循无菌操作规则。

2. 组织块接种后的前3天，从组织块向外迁徙的细胞数很少，组织块的黏附不牢固，要避免经常翻动和振动。当细胞向外迁徙出来后要注意记录并去除漂浮的组织块和残留的细胞。

【作业与思考】

1. 列举组织块法原代培养操作步骤，注明各步骤避免污染的关键事项。
2. 总结本次实验的经验，思考怎样才能既迅速又保证无菌操作？
3. 培养基主要组成成分及对培养细胞主要作用是什么？

（申跃武）

实验二十二 传代细胞培养

【目的与要求】

1. 掌握细胞传代培养操作步骤。
2. 熟悉消化法细胞传代培养的原理，熟悉倒置显微镜观察培养细胞的方法。
3. 了解细胞传代培养所需专用设备、试剂。

【实验原理】

传代细胞培养是组织培养常规保种方法之一，也是几乎所有细胞生物学实验的基础。当细胞在培养瓶中长满后就需要将其稀释分种成多瓶，细胞才能继续生长，这一过程就叫传代。传代细胞培养可获得大量细胞供实验所需。传代要在严格的无菌条件下进行，每一步都需要认真仔细地无菌操作。

贴壁细胞用无菌的胰蛋白酶液进行消化，使贴壁的单层细胞脱离下来，形成分散的细胞悬液，然后用新鲜的培养液进行稀释、分装和培养。悬浮生长的细胞可直接加入新鲜培养基稀释后传代或离心分离后分瓶培养。

【实验材料及用品】

1. 材料 细胞系。

2. 试剂

（1）无菌 PBS 配方（pH7.4，见"原代细胞培养"）。

（2）培养基（见"原代细胞培养"），加入 10%小牛血清或胎牛血清，青霉素 G 钠 100U/ml，硫酸链霉素 100μg/ml。

（3）0.25% 胰蛋白酶-0.02%EDTA 消化液（见"原代细胞培养"）。

（4）0.1% 锥虫蓝染液：将锥虫蓝粉 0.1g 溶于 100ml 生理盐水中，加热使其完全溶解，用滤纸过滤除渣，装入瓶内室温保存。

3. 器材 生物安全柜、CO_2 培养箱、倒置显微镜、水浴箱、离心机、培养瓶、离心管、移液管、巴斯德吸管、废液缸、75%乙醇棉球、小烧杯、细胞计数板、记号笔、电动移液枪。

【实验步骤】

1. 进入无菌室之前用肥皂洗手，用 75%乙醇擦拭消毒双手。

2. 倒置显微镜下观察细胞形态，大致确定细胞是否需要传代及细胞需要稀释的倍数。将培养用液置 37℃下预热。

3. 75%乙醇（或 0.1%新洁尔灭）溶液擦净生物安全柜台面。

4. 紫外灯照射生物安全柜台面 30 min 左右，关闭生物安全柜的紫外灯，打开抽风机清洁空气，除去臭氧。

5. 生物安全柜预先运行 15min。

6. 75%乙醇消毒培养瓶口及瓶身。

7. 无菌吸管吸掉贴壁细胞培养瓶中旧培养基。沿着培养瓶细胞生长面对侧加入 PBS 液（用量 2ml/10cm^2）洗去残留的旧培养基，或用少量胰蛋白酶刷洗一下。

8. 每个 75cm^2 大培养瓶加入 2～3ml 胰蛋白酶（其他器皿用量 2ml/10cm^2），盖好瓶盖后在倒置显微镜下观察，当细胞收回突起变圆时立即翻转培养瓶，使细胞脱离胰蛋白酶，然后用无菌吸管将胰蛋白酶吸掉。注意勿使细胞提早脱落入消化液中。

9. 加入少量的含血清的新鲜培养基，反复吹打消化好的细胞使其脱壁并分散，无菌操作取 20 微升细胞悬液至 ep 管中，加入等量锥虫蓝混匀后计数死、活细胞密度。其余细胞悬液 1500r/min 离心 5 分钟，去除消化液（对消化液不敏感的细胞可以省去），再计算分瓶个数，补加一定量的含血清的新鲜培养基（15～30ml／75cm^2 大瓶，4～5ml／25cm^2 小瓶）制成细胞悬液，然后分装到新培养瓶中。盖上瓶盖，非透气盖培养瓶适度拧紧后再稍回转，以利于 CO_2 气体的进入，将培养瓶放回 CO_2 培养箱。

10. 对悬浮培养细胞，步骤 7～9 不做。同上法计数死、活细胞密度，将细胞悬液进行离心去除旧培养基上清液，根据计数结果计算加入适量新鲜培养基，然后分装到各瓶中。

【注意事项】

1. 传代培养时要注意无菌操作并防止细胞之间的交叉污染。所有操作要尽量靠近酒精灯火焰。每次最好只进行一种细胞的操作。每一种细胞使用一套器材。培养用液应严格分开。

2. 每天观察细胞形态，掌握好细胞是否健康的标准：健康细胞的形态饱满，折光性好，培养液清澈透明。

3. 如发现细胞有污染迹象，应立即采取措施，一般应丢弃污染的细胞，如果必须挽救，可加含有抗生素的平衡盐溶液或培养基反复清洗，随后培养基中加入较大量的抗生素，并经常更换培养基等。

【作业与思考】

1. 绘制贴壁细胞消化前、消化适中的细胞图。
2. 总结本次实验的经验，思考怎样才能既迅速，又保证无菌操作？
3. 整体考虑传代操作过程，要想保证传代培养的成功，需要注意哪些环节和细节？
4. 若细胞消化不足或过消化时应该如何操作才能保证传代细胞的密度适中？
5. 若发现细胞有污染时，为了以后的培养实验顺利进行下去，应该做哪些工作？

（申跃武）

实验二十三　细胞的冻存与复苏

【目的与要求】

1. 掌握细胞冻存的原理和方法。
2. 掌握细胞复苏的技术。

【实验原理】

细胞的研究实验及应用实践中，为了保种和长期保存细胞的活性，常需将细胞进行冷冻保存，并在需要时重新复苏和培养。

细胞冻存是细胞保存的主要方法之一。在保护剂二甲基亚砜（DMSO）的存在下，将细胞置于$-196℃$液氮中低温保存，利用在超低温条件下，细胞内部的化学反应极其缓慢甚至停顿，使细胞暂时脱离生长状态进而将细胞保存下来。一般选取处于对数生长期的细胞进行冻存，效果较好。冻存技术可以有效地保存一定量的细胞，对细胞进行保种，而且还可防止正在培养的细胞因被污染或因意外事件而丢失；同时细胞也常常用冻存的方式进行运输，便于国内和国际交换细胞资源。

细胞复苏是以一定的复温速率将冻存的细胞溶解，恢复其活力的过程。细胞冻存和复苏过程中遵循"慢冻快融"原则。细胞复苏过程采用快速融化的方法，以保证细胞外结晶在很短时间内融化，避免由于缓慢融化使水分渗入细胞内再结晶对细胞造成损伤。

细胞的冻存和复苏过程中，在细胞培养基中加入冻存保护剂可降低溶液冰点，在缓慢冻结条件下，可减少细胞内水分透出，进而减少冰晶形成，从而避免细胞受损。二甲基亚砜（DMSO）是常用的细胞冻存保护剂。

【实验材料及用品】

1. 材料　各类培养的人或动物细胞。

2. 试剂

（1）75%乙醇溶液、胎牛血清、RPMI 1640 基础培养液（基）、RPMI 1640 完全培养液（基）、0.25%胰蛋白酶、二甲基亚砜（DMSO）。

（2）冻存保护液：将 RPMI 1640 基础培养液、胎牛血清和 DMSO 按 5∶4∶1 的体积比混匀，配制含 10% DMSO 的细胞冻存液（保护液），4℃保存备用。

3. 器材　$-80℃$冰箱、4℃冰箱、液氮罐、离心机、超净工作台、CO_2培养箱、恒温水浴箱、倒置相差显微镜、细胞培养器材、细胞冻存管、冻存杯（盒）等。

【实验步骤】

1. 细胞冻存

（1）取生长状态良好的细胞，弃去培养瓶中原来培养基，加入 0.5～1ml 0.25%胰蛋白酶消化 1～2min，待细胞消化好时，加入完全培养基终止消化。

（2）将细胞悬液转移至离心管中。1500r/min 离心 5min，弃上清液。

（3）收集细胞，加入含保护液的培养基，轻轻吹匀，制成细胞悬液，之后将细胞悬液分装在冻存管中，每管 1ml，做好标记（包括细胞名称、冻存日期，操作人员等信息）。

（4）将冻存管放入提前预冷的梯度降温盒中，之后立即放入–80℃冰箱，24h 后转入冻存杯，置于液氮罐保存（图 23-1）。

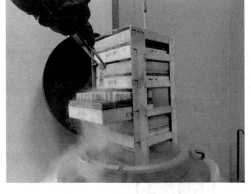

图 23-1 液氮罐冻存细胞

2. 细胞复苏

（1）复温：从液氮罐中取出冻存管，迅速置于 37℃温水中，并不断轻轻晃动，使冻存管中的冻存物尽量在 1min 内完全溶解。

（2）除去冻存保护液：用 75% 的乙醇溶液擦拭消毒冻存管外壁，打开冻存管，将细胞悬液吸到离心管中，在无菌条件下加入适量预热好的培养基（按 1 : 9 的比例加入培养基），轻轻吹打混匀；1500r/min 离心 5min，弃上清液。

（3）继续加入 5ml 培养基，吹打悬浮细胞，再离心 5min。弃上清液。

（4）加入适量培养基后将细胞转入培养瓶中，置于培养箱中培养。24h 后，取 0.5ml 细胞悬液于 EP 管中，检查细胞活性，正常培养。

【注意事项】

1. 细胞冻存时，选择处于对数生长期的细胞进行冻存，并且尽量使其密度达到 3×10^6 个/ml 以上，避免细胞复苏后生长状态差。

2. DMSO 在室温下易损伤细胞，使用含有 DMSO 的冻存液时，应尽快将细胞放入预冷过的冻存杯里以防止室温对细胞的损伤，并尽快进入冷冻步骤。复苏细胞时，解冻后马上洗去保护剂。

3. 塑料冻存管使用前需要仔细检查，防止管壁破裂或螺口不配套影响其密封性。

4. 使用液氮存取细胞样品时需注意做好防护（戴防护手套），避免冻伤。经常检查液氮量，及时补充。

5. 冻存管在水浴解冻时，不可将其全部置于水中，以避免发生污染。

6. 复苏细胞时，操作要快速柔和；复苏后随时关注细胞生长状态，及时更换细胞培养液。

【作业与思考】

1. 冻存和复苏细胞时常讲究"慢冻快融"原则，其原理何在？
2. 冻存液在细胞冻存过程中起什么作用？

（张云香）

实验二十四　细　胞　融　合

【目的与要求】

1. 了解聚乙二醇诱导鸡血细胞融合的原理。
2. 初步掌握细胞融合技术及融合率计算方法。

【实验原理】

细胞融合（cell fusion）又称细胞杂交（cell hybridization），是指两个或多个细胞合并形成一个双核或多核细胞的过程。用人工的方法诱导细胞融合是 20 世纪 60 年代发展起来的新兴技术，发展非常快，应用范围极为广泛，已成为研究细胞遗传、细胞免疫、肿瘤及生物新品种培育的重要手段。

诱导细胞融合的方法主要有仙台病毒融合法、聚乙二醇（PEG）法及电脉冲法。目前应用最广泛的是聚乙二醇，因为 PEG 易得、简便，且融合效果好。PEG 可借氢键与 H_2O 结合，高浓度的 PEG 溶液易使细胞脱水而发生质膜结构变化，导致细胞融合。

【实验材料及用品】

1. **材料**　成年健康鸡。
2. **试剂**

（1）GKN 液：8g NaCl、0.4g KCl、1.77g $Na_2HPO_4 \cdot 2H_2O$、0.69g $NaH_2PO_4 \cdot H_2O$、2g 葡萄糖、0.01 g 酚红，溶解于 1000ml 超纯水。

（2）50%聚乙二醇（PEG 溶液）：现用现配。

（3）Alsever 溶液：2.05g 葡萄糖、0.80g 柠檬酸钠、0.42g NaCl 溶于 80ml 超纯水中，然后定容至 100ml。

（4）0.2%詹纳斯绿 B 染液：取詹纳斯绿 B（Jenus green B）0.2g 溶于 100ml 超纯水中。

（5）0.85%生理盐水。

（6）肝素钠。

3. **器材**　显微镜、恒温水浴箱、离心机、天平、刻度离心管、试管、试管夹、酒精灯、量筒、吸管、载玻片、盖玻片、注射器、烧杯。

【实验步骤】

1. **鸡血细胞制备**

（1）用经肝素钠处理后的注射器，在公鸡翼下抽取静脉血 2ml，加入盛有 8ml Alsever 液的试管中，混匀后可在冰箱中存放一周。

（2）取上述鸡血细胞悬液 1ml 到 10ml 离心管，加入 9ml 0.85%生理盐水混匀，12000 r/min 离心 5min，弃上清液，重复 2 次。

（3）收集沉淀细胞，加入 9ml GKN 液配制成 10%的细胞悬液。计数，稀释细胞浓度

到 1×10^6 个/ml。

2. 50%PEG 溶液制备 称取适量聚乙二醇 PEG（MW=4000）放入烧杯或刻度离心管内，在酒精灯上将其加热熔化，待冷却至 50℃，加入等体积的已预热至 50℃ 的 GKN 液并充分混匀，保温在 37℃水浴中或恒温箱中备用。

3. 细胞融合

（1）取 10%的鸡血细胞悬液 1ml 放入离心管中，加入 5ml GKN 溶液混匀，1000r/min 离心 5min，小心弃上清液；加入 8～10ml GKN 溶液再次悬浮细胞，离心洗涤一次，弃上清液后将离心管倒置于滤纸上，尽量流尽剩余液体。用手指轻弹离心管底壁，使细胞团块松散。

（2）取 37℃预热的 50%PEG 0.5ml，在 1min 内逐滴加入到离心管中，边加边轻轻摇动混匀，将 PEG 全部加入后静置 1～2min（此过程要在 37℃水浴中进行）。

（3）缓慢加入 9ml GKN 溶液，轻轻吹打混匀，在 37℃水浴中静置 5min。

（4）离心弃上清液，加入 2～3ml GKN 溶液，在 37℃水浴中温育 20～30min。

4. 制片及观察 分别温育 5min、10min、20min 及 30min，各自取细胞悬液一滴制成临时装片，0.2%詹纳斯绿 B 染液染色，用牙签混匀，3min 后盖片镜检。在显微镜下观察细胞融合的不同阶段，通常将融合过程分为五个阶段：

（1）两个细胞的细胞膜之间相互接触、黏连。

（2）相接触的两细胞膜破口黏合，形成细胞膜通道。

（3）两细胞间细胞质相通，形成细胞质通道。

（4）通道扩大，两细胞连成一体。

（5）细胞融合完成，形成一个含有两个或多个核的圆形细胞。

上述阶段可在不同时间的临时装片上观察到。

（6）对视野内发生融合的细胞核及所有的细胞核进行计数，计算融合率。融合率指在显微镜下已发生融合的细胞的细胞核数目与视野内所有细胞（包括已融合细胞和未融合细胞）的细胞核总数之比，融合率通常以百分数来表示。要进行多个视野测定，求平均融合率更为准确。

$$融合率=\frac{融合的细胞核数}{总细胞核数}\times100\%$$

【注意事项】

1. 在离心管中加 PEG 之前，一定要将离心管倒置滤纸上，流尽剩余液体，否则残留液会改变 PEG 的浓度。

2. 滴加 50% PEG 时要在 37℃水浴中进行，应缓慢逐滴加入，而且每加 1 滴应轻弹试管底部，滴加完毕后用吸管充分混合均匀。

3. 镜检时应区别融合细胞与重叠细胞。

【作业与思考】

1. 请画出镜下观察到的处于融合状态的鸡血细胞。

2. 计数 100 个细胞，计算融合率。

3. 影响细胞融合的因素有哪些？

（宋桂芹）

实验二十五　染色体超前凝聚标本的制备与观察

【目的与要求】

1. 进一步熟悉细胞融合技术的基本方法。
2. 了解染色体超前凝聚标本制备的原理及方法。

【实验原理】

不同时期的间期细胞与 M 期细胞相融合，就会产生形态各异的染色体超前凝聚，又称早熟染色体凝聚（premature chromosome condensation，PCC），这是细胞融合与染色体制备相结合的一种实验技术。在间期细胞中，细胞核里的遗传物质以染色质形式存在，看不到分裂期（M 期）才出现的染色体。M 期细胞内存在有丝分裂期促成熟因子（maturation promoting factor，MPF），具有促进染色质凝集的作用。通过 M 期细胞与间期细胞融合，可以使间期细胞染色质提前凝集成染色体。如果 M 期细胞与 G_1 期细胞融合，染色质凝集成细长的单股染色体；如果 M 期细胞与 S 期细胞融合，由于 S 期细胞正在进行 DNA 复制，大量复制单位不同时启动复制，染色质凝集成粉末状：正在复制的染色质解螺旋，光镜下不见，而复制前后的染色质凝集成染色体，染色较深；如果 M 期细胞与 G_2 期细胞融合，由于 DNA 完成复制，染色质凝集成的染色体由两条染色单体组成，形态与 M 期染色体接近。

【实验材料及用品】

1. 材料　HeLa 细胞。

2. 试剂

（1）Hanks 液。

（2）50%聚乙二醇（PEG 溶液）：取 0.5 克 PEG（MW=4000）于离心管中，酒精灯加热熔化（约 0.5ml），冷却至 50～60℃后加入预热的等体积（约 0.5ml）Hanks 液混匀，置于 37℃水浴箱中静置待用。

（3）PRMI 1640 培养液：含 10%小牛血清以及不含小牛血清两种。

（4）秋水仙素：10μg/ml。

（5）胰蛋白酶：0.25%。

（6）0.075mol/L 氯化钾溶液：0.559g KCl 溶于 100ml 蒸馏水中。

（7）甲醇-冰醋酸固定液（3∶1）：新鲜配制。

（8）吉姆萨染液：pH6.8 PBS 稀释。

3. 器材　显微镜、二氧化碳培养箱、水浴箱、离心机、离心管、酒精灯、试管架、吸管、记号笔、载玻片、盖玻片、擦镜纸等。

【实验步骤】

1. 制备 M 期细胞　培养 HeLa 细胞到对数生长期时加入秋水仙素，终浓度为

0.05μg/ml。继续在二氧化碳培养箱培养 3～4 小时，此时大量分裂细胞阻断于中期。倒去培养液，加入 5ml Hanks 液，反复振摇 3～5 分钟，或用吸管反复轻轻吹打细胞层，使其脱离瓶壁而悬浮于培养液中。移入离心管，计数备用。

2. 制备间期细胞 用处于对数生长期的 HeLa 细胞，加入胰蛋白酶溶液，终浓度为 0.25%，消化 2～3 分钟。弃去消化液，加入 5ml Hanks 液，吸管吹打混匀成细胞悬液。移入离心管，计数备用。

3. 细胞融合

（1）将 M 期细胞和间期细胞按 1：1 比例（各自约 10^6 个细胞）混合于 5ml 离心管中，1000r/min 离心 5 分钟，弃去上清液。用 Hanks 液洗涤离心 1～2 次弃去上清液，离心管倒置于滤纸上，吸尽残液。

（2）用手指轻弹离心管底壁使细胞团分离，37℃水浴中预温，逐滴加入 0.5～1ml 预温的 50% PEG 溶液，边加边轻摇混匀，整个过程在 1～1.5 分钟内完成。立即加入不含小牛血清的 PRMI 1640 培养液 8～10ml（开始 1ml 应缓慢逐滴加入），混匀，中止 PEG 的作用。37℃水浴静置 4～5 分钟，1000r/min 离心 5 分钟，弃去上清液，再用不含小牛血清的 PRMI 1640 培养液洗涤离心 1 次。

（3）弃去上清液，加入含小牛血清的 PRMI 1640 培养液 2ml，轻轻吹打混匀成细胞悬液，37℃水浴 45～60 分钟，1000r/min 离心 5 分钟，弃上清液。

4. 制片 用手指轻弹离心管以分散细胞，加入 10ml 0.075mol/L 氯化钾溶液，37℃静置 15～20 分钟，加入 1ml 新鲜配制甲醇-冰醋酸（3：1）固定液，混匀，1000r/min 离心 8 分钟，弃上清液。再加 9ml 固定液，混匀，室温静置 25 分钟，1000r/min 离心 5 分钟，弃上清液，留 0.2ml 固定液，混匀。按常规方法制备染色体标本，吉姆萨染液染色 15 分钟，流水冲洗，晾干后镜下观察。

【注意事项】

1. 细胞融合时，需弃尽离心管中上清液，再缓慢、逐滴加入 PEG。

2. 严格控制 PEG 处理细胞的时间。

【作业与思考】

1. 通过 PCC 实验结果分析，说明了什么？

2. 绘制融合细胞的各种 PCC 图像。

（刘　云）

实验二十六 光镜下细胞凋亡的诱导与检测

【目的与要求】

1. 掌握凋亡细胞的主要形态学特征。
2. 了解常用的检测细胞凋亡的方法。

【实验原理】

细胞凋亡（apoptosis）是一种由基因控制的细胞自主死亡方式。细胞凋亡与组织器官的发育、机体正常生理活动的维持、某些疾病的发生以及细胞恶变等过程均有密切的关系。真核细胞内蛋白质的降解大部分是通过泛素蛋白酶体通路完成的，蛋白酶体抑制剂硼替佐米对多种肿瘤细胞（多发性骨髓瘤、肝癌细胞及胃癌细胞等）具有诱导凋亡作用。

瑞氏-吉姆萨染色液主要应用于血液和骨髓涂片染色，它是利用 Romanowsky Stain 技术原理改良而成的。细胞的着色过程是染料透入被染物并存留其内部的一种过程，此过程既有物理吸附作用，又有化学亲和作用。各种细胞及细胞的各种成分由于其化学性质不同，对瑞氏-吉姆萨染色液中的酸性染料（曙红）和碱性染料（亚甲蓝）的亲和力也不一样。因此，标本涂片经瑞氏-吉姆萨染色液染色后，相应各类细胞呈现不同的着色，从而达到辨别其形态特征的目的。

正常磷脂酰丝氨酸（Phosphatidylserine，PS）位于细胞膜的内侧，但在细胞凋亡的早期，PS 可从细胞膜的内侧翻转到细胞膜的表面，暴露在细胞外环境中。Annexin-V 是一种分子量为 $35\sim36\mathrm{kDa}$ 的 Ca^{2+} 依赖性磷脂结合蛋白，能与 PS 高亲和力特异性结合。将 Annexin-V 进行荧光素（FITC、PE）或生物素标记，以标记了的 Annexin-V 作为荧光探针，利用荧光显微镜可检测细胞凋亡的发生。碘化丙啶（propidine iodide，PI）是一种核酸染料，它不能透过完整的细胞膜，但在凋亡中晚期的细胞和死细胞，PI 能够透过细胞膜而使细胞核红染。因此将 Annexin-V 与 PI 匹配使用，就可以将凋亡早晚期的细胞以及死细胞区分开来。

【实验材料及用品】

1. 材料 培养细胞 U266、HeLa 细胞系。

2. 试剂

（1）硼替佐米：二甲基亚砜（DMSO）溶解配成 1mmol/L，−20℃冻存。

（2）紫杉醇储存液，DMSO 溶解配成 6mg/ml。

（3）瑞氏-吉姆萨染色液 A、B。

（4）70%乙醇溶液。

（5）PBS（pH7.4）。

（6）Annexin V-FITC/PI 细胞凋亡检测试剂盒：包含 Annexin-V（20μg/ml）、PI（50μg/ml）和 Binding Buffer。

3. 器材 低温高速离心机、普通光学显微镜、荧光显微镜、离心管、烧杯、纱布、滤纸、滴管及载玻片。

【实验步骤】

1. 瑞氏-吉姆萨染色方法

（1）制片：制备 U266 细胞涂片 2 张，一张是用 10nmol/L 硼替佐米处理 24 小时诱导凋亡的 U266 细胞，另一张是用未加药诱导的细胞，自然干燥。

（2）染色：滴加瑞氏-吉姆萨染液 A 液数滴覆盖整个标本涂片，染 1~2 分钟。再滴加 2~3 倍于 A 液体积的瑞氏-吉姆萨染液 B 液，轻轻晃动玻片，与 A 液充分混匀，染色 3~5 分钟。

（3）水洗、吸干。

（4）观察：染色后细胞质和细胞核的染色清晰分明，细胞核着色呈深浅不同的紫红色，细胞质呈粉红色。

凋亡细胞体积变小，细胞器结构更加紧密，核体积缩小，核膜裂解，核仁消失，染色质浓缩、染色质逐渐凝聚成新月状附于核膜周边，嗜碱性增强。细胞膜完整但出现发泡现象，胞膜不断出芽、脱落，细胞变成数个大小不等的由胞膜包裹的凋亡小体。凋亡小体内可含细胞质、细胞器和核碎片，有的不含核碎片，凋亡小体被邻近的巨噬细胞、上皮细胞等识别、吞噬、消化（书末附彩图 18）。

坏死的细胞肿胀，细胞膜不完整，在脱氧核糖核酸酶的作用下，染色质的 DNA 分解，细胞核失去对碱性染料的亲和力，因而染色变淡，甚至只能见到核的轮廓，最后，核的轮廓也完全消失（核溶解），整个细胞染色均匀。

2. 磷脂酰丝氨酸外翻分析（Annexin-V 法）

将正常培养和 0.5 μg/ml 紫杉醇诱导凋亡的 HeLa 细胞爬片用 70%乙醇溶液固定，PBS 洗 2 次，加入 100μl Binding Buffer 和 FITC 标记的 Annexin-V（20μg/ml）10μl，4℃避光 30min，再加入 PI（50μg/ml）5μl，避光反应 5min 后，加入 400μl Binding Buffer，10min 后用 PBS 洗两次，立即用荧光显微镜进行观察，结果：

Annexin-V 阴性、PI 阴性，荧光光源时观察不到显色，代表正常细胞；

Annexin-V 阳性、PI 阴性，荧光光源时仅边缘显示绿色，代表凋亡早期的细胞；

Annexin-V 阳性、PI 阳性，荧光光源时膜显示绿色、核显示红色，代表凋亡晚期的细胞。

【注意事项】

1. 注意样品的冷冻，尽量缩短操作时间，以保持其生理活性。

2. 涂片应单方向进行，严禁往复来回拉动玻片，以免损伤细胞器。

3. 瑞氏-吉姆萨染色液注意事项：实验时临时配制，效果较好。涂片厚薄适宜，涂片干透后固定，否则细胞在染色过程中容易脱落。所加染液不能过少，以免蒸发而使染料沉淀。冲洗时间不能过久，以防脱色。染色对 pH 十分敏感，稀释染液必须用缓冲液，冲洗用水应接近中性，否则可能会导致细胞染色异常，形态难以识别，甚至错误。染色过淡可以复染，复染时应先加缓冲液，然后加染液。染色过深可用流水冲洗或浸泡，也可用甲醇脱色。

4. Annexin-V 法 需注意，整个操作动作要尽量轻柔，勿用力吹打细胞。操作时注意避光，反应完毕后尽快在一小时内检测。

【作业与思考】

1. 绘正常细胞和凋亡细胞图，标注放大倍数。
2. 总结实验操作的注意事项。
3. 体外测定药物诱导细胞凋亡效果的科学、准确的常用方法有哪些？

（申跃武）

实验二十七 细胞平板克隆形成实验

【目的与要求】

1. 了解细胞克隆形成实验的原理。

2. 通过细胞平板克隆形成实验，初步掌握细胞克隆技术。

【实验原理】

细胞克隆形成实验是一种检测细胞增殖能力、侵袭性以及对杀伤因素敏感性的重要实验方法。单个细胞在体外增殖 6 代以上，它们的后代所组成的细胞群体，成为集落或克隆。贴壁后的细胞不一定每个都能增殖和形成克隆，而形成克隆的细胞必为贴壁和有增殖活力的细胞。细胞克隆形成率即细胞接种存活率，表示接种细胞后贴壁的细胞成活并形成克隆的数量。克隆形成率反映细胞群体依赖性和增殖能力两个重要性状。

克隆形成依据采用的培养介质的不同，分为平板克隆形成（colony formation）和软琼脂克隆形成（soft agar colony formation）两类。平板克隆形成的细胞培养在培养基中进行，应用于贴壁的细胞；软琼脂克隆形成则利用软琼脂为培养介质，使细胞在悬浮状态下生长，主要应用于悬浮的肿瘤细胞和转化细胞系。

【实验材料及用品】

1. 材料 培养的贴壁细胞。

2. 试剂

（1）细胞常规培养基、胎牛血清。

（2）0.25%胰蛋白酶、PBS。

（3）青霉素-链霉素溶液（100×）。

（4）4%多聚甲醛。

（5）结晶紫染液。

3. 器材 显微镜、离心机、计数板、盖玻片、培养皿、移液枪、培养箱。

【实验步骤】

（1）将处于对数生长期的细胞经 0.25%胰蛋白酶消化后，完全培养基重悬成细胞悬液，并进行计数。

（2）细胞接种：在 6 孔板中，根据实验设计将细胞以 400～1000 个细胞/孔的密度接种在每个孔中。

（3）将接种后的 6 孔板置于孵箱中，继续培养到 14 天或绝大多数单个克隆中细胞数大于 50 为止，中途每隔 3 天进行半换液或全换液并观察细胞状态。

（4）克隆完成后，在显微镜下对细胞进行拍照，然后 PBS 洗涤 1 次，加入 4%多聚甲醛固定（覆盖住孔底部）30～60min，PBS 洗涤 1 次。

（5）每孔加入结晶紫染液 1ml，染色 10～20min。

（6）PBS 洗涤细胞数次（轻柔），晾干。

（7）将 6 孔板倒置并叠加一张带网格的透明胶片，用肉眼直接计数克隆，或在显微镜（低倍镜）计数大于 10 个细胞的克隆数（图 27-1）。最后计算克隆形成率：

$$克隆形成率=克隆数/接种细胞数×100\%$$

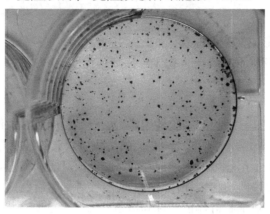

图 27-1　克隆形成图

【注意事项】

1. 做克隆形成率测定时，接种细胞一定要分散成单细胞悬液，且接种密度适宜。

2. 每隔 3 天进行换液，在换液时，缓慢加入培养基，避免吹起细胞。

3. 染色完成后，务必将染液清洗干净，不要在孔中有残留。

【作业与思考】

1. 绘图并计算克隆形成率。

2. 总结细胞克隆形成实验优缺点。

3. 了解软琼脂克隆形成实验的原理及步骤，思考两种克隆方法应该如何选择？

（宋桂芹）

实验二十八　人类遗传病系谱分析

【目的与要求】

1. 掌握系谱分析的一般规律和分析方法。
2. 通过系谱分析，掌握单基因遗传病的4种遗传方式及特点。
3. 培养和提高学生综合分析和解决实际问题的能力。

【实验原理】

系谱分析要从先证者入手，详细调查其所有的家族成员的数目、亲属关系、某种性状或疾病在家族成员的分布等信息，对家系的后代进行发病风险估计，为预防某些遗传病提供依据，目前这是最经济的单基因遗传病诊断方法。

【实验步骤】

1. 临床系谱分析的一般步骤

（1）从先证者入手，详细调查绘制系谱图。
（2）找出患者分布情况，分析上下代是否连续发病。
（3）分析患者的性别比例。
（4）判断基因显性、隐性性质和遗传方式。
（5）分析推测各成员的基因型。
（6）预测各婚配方式发病概率。

2. 例题

例1：下图为一视网膜母细胞瘤家系（图28-1），分析系谱，回答问题：

（1）如果先证者（III$_1$）与一正常男性结婚，所生孩子患病的概率是多少？
（2）II$_4$和II$_5$的后代中为什么没有患者？
（3）II$_6$和II$_7$表型都正常，为什么在后代中出现了患者？

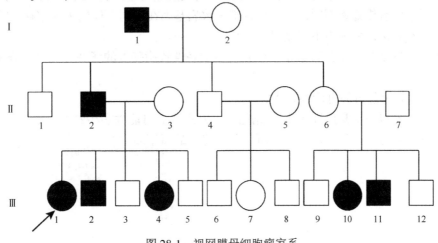

图28-1　视网膜母细胞瘤家系

解题步骤

（1）确定疾病的遗传方式

从先证者入手，分析系谱的特征，与所学习过的几种不同类型的单基因遗传病系谱的特点进行比较。

先证者（III_1）为女性，她的父亲（II_2）以及II_2的父亲（I_1）都是患者；先证者的一个弟弟（III_2）和妹妹（III_4）患同样疾病，且发病概率近于1/2。该系谱具有的典型特征：①患者的双亲之一是患者，且代代有患者。②患者的后代中儿女都发病，发病率近于1/2。该系谱所表现出的特征与常染色体显性遗传病系谱的特点基本一致。由此可以推断视网膜母细胞瘤的遗传方式为AD。

（2）正确书写出先证者及双亲的基因型

由于视网膜母细胞瘤为AD病，故致病基因位于常染色体上，且为显性。在AD病中，患者的基因型一般为杂合子。设致病基因为A，与之等位的正常基因为a。那么该家系中的先证者III_1的基因型应为Aa；她的父亲II_2是同种疾病患者，基因型也为Aa；III_1的母亲（II_3）未发病，基因型应为aa。

（3）回答问题

1）III_1与正常男性结婚，所生孩子患病的概率

III_1的基因型为Aa，正常男性的基因型应为aa，故后代的基因型为Aa的个体将成为视网膜母细胞瘤患者，占1/2；而基因型为aa的个体将发育为正常人，也占1/2。

2）II_4和II_5的后代无患者的原因

根据系谱分析可知II_4未发病，基因型应为aa；与II_4婚配的女性II_5正常，基因型为aa。在无新的基因突变发生的情况下，两个aa个体婚配，后代只有一种类型aa，表型正常。即在AD病中，双亲无病时，子女一般也不发病。所以II_4和II_5的后代中无患者。

3）II_6和II_7婚配后代出现患者的原因

II_6和II_7表型正常，但后代中出现了患者（Aa），而且子女发病率为1/2。根据这一事实可以推知后代的致病基因是从上代传下来的，而不是新突变所致。因为II_6的父亲是患者（Aa），母亲正常（aa），故II_6的基因型既有1/2可能为Aa，也有1/2可能性为aa。根据她的后代有患者且发病率为1/2这一事实可以推定II_6是Aa而不是aa。由于带同一致病基因的不同个体遗传背景不同，因而导致某一致病基因在不同个体的表现率存在差异，甚至显性基因不表达，表现为不规则显性遗传。

例2：图28-2为一全色盲家系，已知群体中隐性致病基因的频率为0.01。分析系谱，回答问题：

（1）IV_1患全色盲的可能性多大？

（2）III_4若与一正常男性（III_5）结婚，子女患病的可能性多少？

（3）IV_2若与一正常男性结婚，所生孩子患病的概率多少？

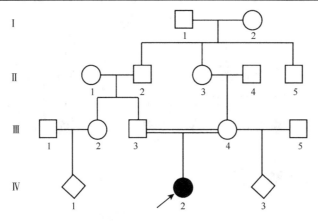

图 28-2　全色盲家系

解题步骤

该家系 4 代人中只有Ⅳ₂一个患者，且Ⅳ₂的双亲是姑表兄妹婚配。故该病的遗传方式为常染色体隐性遗传（AR）。设 B 为正常基因，b 为致病基因，患者Ⅳ₂的基因型为 bb，其双亲均为致病基因的携带者 Bb。

（1）Ⅳ₁患全色盲的可能性

已知致病基因频率 b=1/100，则正常基因频率 B=1–1/100=99/100，所以Ⅲ₁为携带者频率 2Bb≈2b=2×1/100=1/50。又因Ⅲ₃是肯定携带者 Bb，故Ⅲ₂是携带者的频率 Bb=1/2（一级亲属之间基因相同的可能性为 1/2）。所以：

Ⅳ₁患全色盲的可能性为 1/50×1/2×1/4=1/400

（2）Ⅲ₄与正常男性Ⅲ₅结婚，子女患病的可能性

因为 Ⅲ₄是肯定携带者 Bb，而Ⅲ₅是 Bb 的概率为 1/50，所以：

Ⅲ₄和Ⅲ₅的子女患病的可能性为 1×1/50×1/4=1/200

（3）Ⅳ₂若与一正常男性结婚，所生孩子患病的概率

由于 Ⅳ₂的基因型为 bb，与Ⅳ₂婚配的正常男性有 1/50 的可能性为 Bb，所以：

子女患病的概率为 1×1/50×1/2=1/100

【作业与思考】

1. 下图是一遗传性肾炎家系（图 28-3），分析系谱，回答问题：

（1）该病属何种遗传病？

（2）Ⅲ₃和Ⅲ₅为什么没有患病？

（3）先证者（Ⅲ₆）如果与一正常男性结婚，儿子患同样疾病的可能性有多大？

（4）Ⅳ₁如果与正常女性结婚，所生儿子患病的可能性多大？

2. 下图是一黑尿病家系（图 28-4），群体中致病基因频率为 0.001。分析系谱，回答问题：

（1）Ⅳ₁、Ⅳ₂和Ⅳ₃患黑尿病的概率是多少？

（2）如果Ⅲ₆与正常家庭的成员随机婚配，子女患病的概率是多少？

（3）如果Ⅳ₃是黑尿病患者，Ⅲ₅和Ⅲ₆再生孩子，患黑尿病的概率是多少？

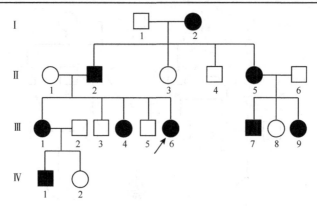

图 28-3　遗传性肾炎家系

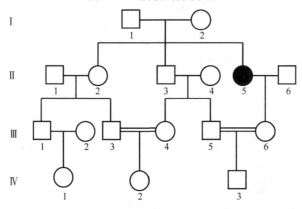

图 28-4　黑尿病家系

3. 下图是一肾原性尿崩症家系（图 28-5），分析系谱，回答问题：

（1）先证者的致病基因来自何方？

（2）为什么家系中男性患者众多？

（3）II_2 的致病基因来自谁？为什么？

（4）先证者若与正常女人结婚，儿女患病的可能性多大？

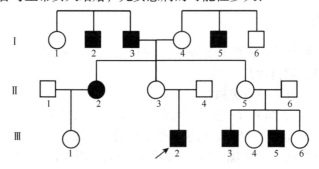

图 28-5　肾原性尿崩症家系

4. 一个先天性聋哑患者的外甥女儿与一位男性结婚，该男性的祖父为同种疾病患者。请问他们所生子女患先天性聋哑的可能性多大（绘出系谱）？

（蔡晓明）

实验二十九　人体细胞染色体 G 显带标本的制备与观察

【目的与要求】

1. 掌握染色体 G 显带标本的观察分析方法。
2. 熟悉染色体 G 显带标本的制备方法。

【实验原理】

染色体沿纵轴上分布有不同类型的蛋白质，对胰蛋白酶的敏感性存在差异。用 Giemsa 染料染色后，对胰蛋白酶不敏感的染色体区段保持正常的核蛋白结构，吸收染料而呈现深色带；而对胰蛋白酶敏感的区段着色较浅。因而染色体标本经胰蛋白酶预处理和 Giemsa 染色后，在染色体纵轴上可显示出明暗相间的带纹。G 显带标本的制备技术简单，带纹清晰，标本可以长期保存，因而在人类染色体显带核型分析中应用非常广泛。

【实验材料及用品】

1. **材料**　未染色的人染色体玻片标本。
2. **试剂**

（1）0.4%酚红：取酚红 1g 溶于 3ml 1mol/L 的 NaOH 中，待完全溶解后，加入双蒸水至 250ml。

（2）3%三羟甲基氨基甲烷溶液（Tris）：取 3g 三羟甲基氨基甲烷加水定容至 100ml。

（3）0.25%胰蛋白酶液。

（4）Giemsa 原液：取 1g 的 Giemsa 染料于研钵内，量取 66ml 甘油预热 60℃，先加入少量甘油于研钵与 Giemsa 染料一起研磨至无颗粒的糊状，再加入余下甘油 60℃ 保温溶解两小时，并不时研磨，再加入 66ml 甲醇混匀，避光密封保存。

（5）pH6.8 PBS

甲液配制：$1/15mol/L$ KH_2PO_4，即每升水中溶解 9.078g KH_2PO_4；

乙液配制：$1/15mol/L$ $Na_2HPO_4 \cdot 12H_2O$，即每升水中溶解 23.876g $Na_2HPO_4 \cdot 12H_2O$；

甲液 50.8ml 与乙液 49.2ml 混匀即为 pH6.8 PBS。

（6）0.85%生理盐水：8.5g NaCl 溶于 1000ml 水中。

3. **器材**　CO_2 细胞培养箱、显微镜、恒温水浴箱、干燥箱、染色缸、镊子、巴氏吸管、橡皮吸头、吸水纸、擦镜纸、香柏油。

【实验步骤】

1. G 显带标本的制备

（1）配制胰蛋白酶消化液：用 0.85%生理盐水（或 pH6.8 的 PBS）配制 0.25%的胰蛋白酶溶液 50ml 于染色缸中，置 37℃水浴锅中，然后再加入 0.4%酚红 2 滴，并以 3%三羟甲基氨基甲烷溶液（Tris）调 pH 至 7.0。

（2）烤片：常规方法制备人染色体标本，不染色，放在 56℃烘箱中烘 24 h，取出冷却至室温。

（3）预消化染色：将一张烤过的未染色标本分三段放入预热至 37℃的胰蛋白酶溶液中消化 10～120s，1：10 Giemsa（Giemsa 原液：pH6.8 的 PBS）染色 10min，自来水轻轻冲洗、晾干，镜下观察染色体带纹并判断消化情况，确定是否调整消化时间，最终获得显带清晰的标本。

（4）消化染色：根据预消化确定的消化时间消化标本并染色。

2. G 显带标本的观察　取 G 显带的染色体标本，先在低倍镜下找到分散良好的中期分裂象细胞，再转换油镜观察。可见每一条染色体沿着长轴显示出一条条明暗相间的带纹，其宽窄不一。仔细观察不同的染色体，其长臂和短臂上明带和暗带的数量、宽窄及位置都有所不同，但同源染色体上有相同带纹，每一对染色体都有其特定的带纹。因此，可用染色体显带技术来准确识别每一号染色体，例如，7 号染色体带纹明显，且短臂远侧端有一条带着色很深，宛如"瓶盖"；19 号染色体着色很浅，仅在着丝粒着色深。

【注意事项】

1. 消化时间在 20～90s 效果较好。消化时间不足时标本染色后偏蓝，当标本染色后为桃红色时为最佳消化时间。消化时间影响因素：

（1）胰蛋白酶溶液的浓度、温度以及 pH。

（2）标本制备方法与保存时间：滴片后火烤过的标本较之未烤的耐消化，存放时间越长越耐胰蛋白酶消化，存放超过 15 天的标本很难显带。

2. 显带标本染色不宜过深，否则会导致浅带着色过深。

3. 选择较好的染色体标本：染色体较长，以早中期和中期分裂象为好，且分裂象丰富、分散好及无细胞质和杂质等背景。如果秋水仙素用量太多或处理时间过长，会导致染色体的过分凝缩或染色单体分开，不适合显带。

【作业与思考】

请总结制备良好 G 显带的染色体标本的技术要点。

（申跃武）

实验三十　人体细胞染色体G显带核型分析（含虚拟仿真实验）

【目的与要求】

1. 掌握人类染色体G显带的带型特征；G显带核型分析的方法。
2. 熟悉虚拟仿真实验基本操作步骤。
3. 了解常见染色体异常与染色体病的关系。

【实验原理】

20世纪60年代末，瑞典细胞科学家T. Caspersson等用荧光染料芥子喹吖因(quinacrine mustard, QM)处理染色体标本，染色体的纵轴上显示明暗交替的荧光横纹，称之为Q带。20世纪70年代后，逐步建立了类似于Q带的Giemsa带（G带）、与G带相反的反带（R带）、显示着丝粒结构异染色质及其他染色体区段异染色质带（C带）、显示染色体末端的端粒带（T带）以及显示NOR的酸性蛋白带（N带）等。其中G显带标本既可在普通显微镜观察，也可长时间保存。

核型分析指的是将有丝分裂中期体细胞中的染色体进行配对、分组、排列，对其形态结构特征进行分析的过程。根据丹佛、伦敦和芝加哥会议制定的标准，人体细胞中有23对染色体，可分为A、B、C、D、E、F、G七组，其中1~22号为常染色体，另外一对是性染色体，包括X染色体和Y染色体。观察分析G带染色体，不仅可准确识别非显带标本中难以区分的染色体，而且可辨别染色体上较细微的结构畸变，从而提高染色体核型分析的准确性，因此染色体G显带核型分析技术在人类细胞遗传学研究以及临床遗传病诊断中广泛应用。

【实验材料及用品】

1. 材料　人G显带染色体图纸。

2. 器材　剪刀、胶水、镊子、实验报告纸、电脑、"人类染色体G显带核型分析"虚拟仿真实验软件。

【实验步骤】

1. 学习正常人体细胞染色体G带特征

（1）A组

1号染色体：最大的一对中央着丝粒染色体。①短臂近侧段有2条深带，远侧段可显示出3~4条浅染的深带。②长臂副缢痕紧贴着丝粒且染色深，其近侧有一窄的浅带，近中段与远侧段各有两条深带。

2号染色体：最大的一对亚中着丝粒染色体。①短臂上可见4条深带，中段两条较近。②长臂上可见7条深带，第3和第4深带有时融合。

3 号染色体：中央着丝粒染色体，两臂着色近似，形似"蝴蝶结"。①短臂在近侧段可见 1 条较宽的深带，远侧段可见 2 条深带。②长臂分为 2 个区，长臂一般在近侧段和远侧段各有 1 条较宽的深带，有时近侧段的深带可分为 2 条深带，远侧段的深带可分为 3 条深带。

（2）B 组

4 号染色体：亚中着丝粒染色体。①短臂只有 1 个区，其上可见 2 条深带，近侧深带染色较浅。②长臂可见均匀分布的 4 条深带，近着丝粒处的带较深。

5 号染色体：亚中着丝粒染色体。①短臂仅 1 个区，可见 2 条深带，其远侧的深带宽且着色浓。②长臂近侧段 2 条深带，染色较浅，中段可见 3 条深带，染色较深，有时融合成 1 条宽深带，远侧段可见 2 条深带，近末端的 1 条着色较深。

（3）C 组

6 号染色体：亚中着丝粒染色体。①短臂中段有 1 条明显宽阔的浅带，形如"小白脸"，是该染色体的明显特征，近侧段和远侧段各有 1 条深带，远侧段的深带有时可分为两条深带，近侧深带紧靠着丝粒。②长臂可见 5 条深带，近侧 1 条紧贴着丝粒，远侧末端的 1 条深带着色较浅。

7 号染色体：亚中着丝粒染色体。①短臂有 3 条深带，中段深带着色较浅，有时不明显。远测深带着色深宽，形如"瓶塞"。②长臂有 3 条明显深带，远侧近末端的 1 条着色较浅，近侧与中部的 2 条带着色深宽。

8 号染色体：亚中着丝粒染色体。①短臂上有 2 条深带，中段有 1 条较明显的浅带，这是与 10 号染色体相鉴别的主要特征。②长臂分 2 个区，可见 3 条分界极不明显的深带，远侧段的深带着色较浓。

9 号染色体：亚中着丝粒染色体。①短臂近侧段和中段各有 1 条深带，显带好的标本上中段深带显示为 2 条较窄的深带。②长臂上可见 2 条明显的深带，次缢痕一般不着色，在有些标本上呈现出特有的狭长颈部区。

10 号染色体：亚中着丝粒染色体。①短臂近侧段和近中段各有 1 条深带，但与 8 号染色体短臂比较，其上深带的分界欠清晰。②长臂上可见 3 条明显的深带，近侧段深带明显，远侧段的 2 条深带较近，这是与 8 号染色体相鉴别的一个主要特征。

11 号染色体：亚中着丝粒染色体。①短臂只有 1 个区，短臂近中段可见 1 条深带，在处理较好的标本上这条深带可分为 2 条很接近、较窄的深带。②长臂远侧段可见 2 条紧邻的深带，此深带与紧贴着丝粒的深带之间是 1 条宽阔的浅带，它比 12 号染色体相应浅带宽得多，是 12 号染色体的明显特征。

12 号染色体：亚中着丝粒染色体。①短臂只有 1 个区，其中段可见 1 条明显的深带。②长臂近着丝粒处有 1 条深带，中段有 3 条紧挨的深带，与近侧深带之间有 1 条明显的浅带，但与 11 号染色体比较这条浅带较窄，这是鉴别 11 和 12 号染色体的主要特征。

X 染色体：亚中着丝粒染色体，其长度介于 7、8 号染色体之间。长臂和短臂中段各有 1 条深带与着丝粒距离相当，有"一担挑"之名。①短臂中段有明显的深带，有的标本远侧段可见 1 条窄的、着色浅的深带。②长臂可见 4～5 条深带，近中部 1 条最明显，近中段的深带为 q21。

（4）D 组

13 号染色体：近端着丝粒染色体。长臂可见 4 条深带，第 2、3 深带较宽且染色较深。

14 号染色体：近端着丝粒染色体，随体着色不定。长臂近侧和远侧各有 1 条较明显的深带，有时中段可见一条较浅的深带。

15 号染色体：近端着丝粒染色体，随体着色不定。长臂分为 2 个区，中段有一条明显深带为 q21，近侧段可见 1～2 条浅染的深带。

（5）E 组

16 号染色体：中等大小的中央着丝粒染色体。①短臂只有 1 个区，短臂中段有 1 条深带，在较好的标本上可见 2 条深带。②长臂近中段有一明显深带，远侧段有 1 条不明显深带，次缢痕近着丝粒且着色深。

17 号染色体：亚中着丝粒染色体。①短臂只有 1 个区，其中段有 1 条深带，紧贴着丝粒。②长臂远侧段可见 1 条较宽深带，此深带与着丝粒间有明显的宽浅带。

18 号染色体：亚中着丝粒染色体。①短臂只有 1 个区，一条窄的深带。②长臂有 2 条明显的深带，近侧段的一条宽而深染。

（6）F 组

19 号染色体：中央着丝粒染色体。着丝粒及其周围为深带，其余为浅带。短臂和长臂均只有 1 个区。

20 号染色体：最小的中央着丝粒染色体。着丝粒区深染，短臂和长臂均只有 1 个区。①短臂上有一条明显的深带。②长臂中段和远侧段可见 1～2 条浅染的深带，有时全为浅带，故此染色体有"头重脚轻"之名。

（7）G 组

21 号染色体：最小的近端着丝粒染色体，其长度比 22 号小。有随体，着丝粒区着色淡浅。长臂近侧有 1 条明显的宽深带。

22 号染色体：近端着丝粒染色体。着丝粒区染色深。长臂上可见 2 条深带，近侧的 1 条着色深且紧贴着丝粒，近中段的 1 条着色淡，在有的标本上不显现。

Y 染色体：近端着丝粒染色体。长度变化大，有时整个长臂被染成深带，在处理好的标本上可见 2 条深带。

2. 核型分析的步骤

实验方法包括传统的染色体核型图纸剪贴以及电脑上运行虚拟仿真实验。

（1）染色体核型图纸剪贴

参阅 G 显带染色体核型图页（图 30-3～5），任选一页取下，将其上的染色体逐条剪下来，按《人类细胞遗传学命名的国际体制》（ISCN）分组列号（参照本实验后附口诀），使染色体的短臂朝上、长臂朝下，着丝粒位于同一条水平线上，排列于实验报告纸的相应位置处。参照各号染色体标志带及其他带型特征，经过反复、仔细地检查调整后，用胶水粘贴于实验报告纸上，写出分析结果。

（2）虚拟仿真实验

1）访问 http：//moec.yxsypt.com/，登录。

2）点击我的课程"人类染色体 G 显带核型分析"。

3）依次点击"实验目的""实验原理""知识问答"，学习相关理论并完成练习题，最后点击"实验操作"（图 30-1）。

4）对照右上角人类 G 显带染色体模式图，将左侧随机出现的染色体图里的各条染色体用鼠标移动到右侧核型图里适当的位置，经过核型分析，得出核型结论（图 30-2）。

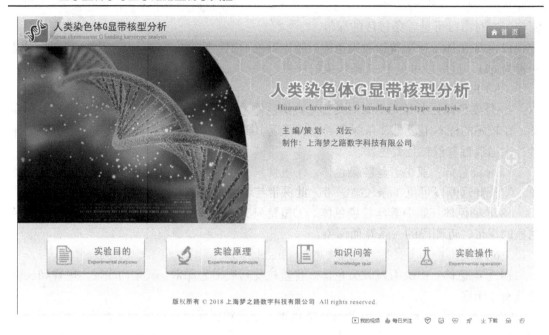

图 30-1　"人类染色体 G 显带核型分析"虚拟仿真实验首页界面

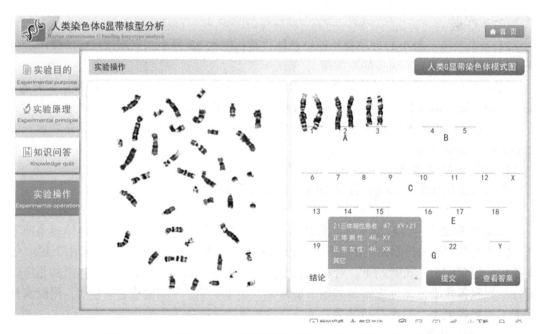

图 30-2　"人类染色体 G 显带核型分析"虚拟仿真实验操作界面

5) 检查无误后提交。

【注意事项】

1. 染色体排列时应该短臂向上。
2. 染色体排列时着丝点应在同一水平线上。
3. 染色体排列时各号、各组染色体相对靠近。

4. 虚拟仿真实验里，可以点击"查看答案"，检查分析是否正确，但实验分析结论一旦提交，是不能再次更改的。

【作业与思考】

1. 剪贴显带染色体核型图或电脑操作虚拟实验，分析得出正确结论。
2. 怎样鉴别人类 X 和 Y 染色体?

【附】人类染色体 G 带歌谣

一秃二蛇三蝶飘，四像鞭炮五黑腰，六号像个小白脸，七盖八下九苗条，
十号长臂近带好，十一低来十二高，十三、四、五三远中，十六长臂缢痕大，
十七长臂戴脚镣，十八白头肚子饱，十九中间一点腰，二十头重脚飘飘，
二十一好像黑葫芦瓢，二十二头上一点黑，X 染色一担挑，Y 染色长臂带黑脚。

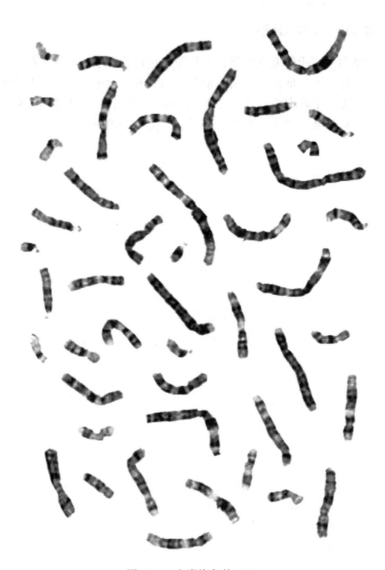

图 30-3　人类染色体（1）

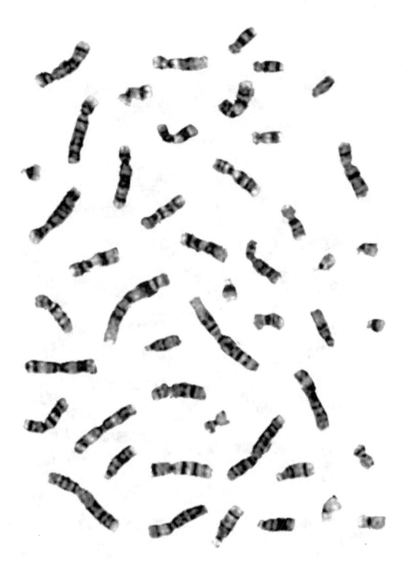

图 30-4 人类染色体（2）

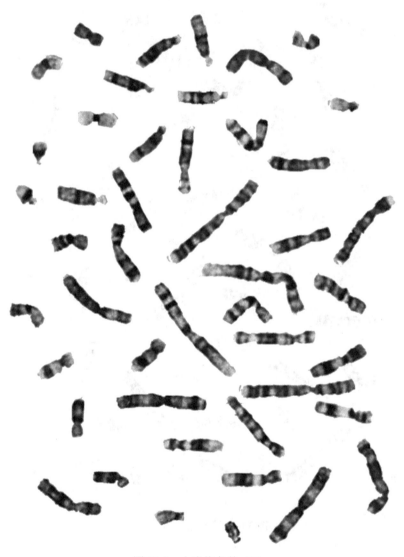

图 30-5 人类染色体（3）

（刘 云）

第二部分　学习指导及练习题

第一章　绪　　论

一、知识点

1. 掌握生物学概念；生物学研究方法；生命的基本特征；医学生物学概念。
2. 熟悉医学生物学与基础医学的关系、医学生物学与临床医学的关系。
3. 了解医学生物学发展简史。

二、练习题

（一）单项选择

1. 生命的基本结构单位是（　　　）。

A. DNA　　　　　　　B. 蛋白质　　　　　　C. 细胞　　　　D. 脂类

2. 最先观察发现活细胞的是（　　　）。

A. R. Hooke　　　　B. Leeuwenhoek　　　　C. Schwann　　D. Schleiden

3. 生命的进化历程包括了多个发展阶段，下述哪一个发展阶段是不正确的？（　　　）

A. 从陆生生物到水生生物　　　　　　B. 从原核细胞到真核细胞

C. 从单细胞生物到多细胞生物　　　　D. 从无机物到有机物

4. 人类基因组计划是 1986 年由美国诺贝尔奖获得者（　　　）提出的。

A. Watson　　　　　B. Dulbecco　　　　　C. Jacob　　　　D. Wilmut

（二）多项选择

1. 研究生命科学的基本方法有（　　　）。

A. 描述法　　　　　B. 比较法　　　　　C. 实验法　　　D. 推测法

2. 生命的基本特征包括（　　　）。

A. 遗传　　　　　　B. 变异　　　　　　C. 生殖　　　　D. 进化

3. 医学生物学与医学的关系主要表现在（　　　）等方面。

A. 医学生物学研究成果促进基础医学发展

B. 医学生物学研究成果促进临床医学发展

C. 肿瘤细胞的特性是细胞学研究课题

D. 医学生物学技术被临床医学应用

4. 细胞是有机体的 （　　　）基本单位。

A. 形态　　　　　　B. 结构　　　　　　C. 功能　　　　D. 病变

（三）判断题

1. 学习医学知识，必须掌握生命现象的一般原理。（　　　）

2. 人类基因组计划的研究成果显示，人类结构基因的数目约为 10 万个。（　　　）

3. 医学生物学是研究与生物学有关的医学问题的科学。（　　　）

4. 有性生殖过程由于存在性细胞的结合因而有利于物种的进化。（　　　）

5. 环境可影响生物体生长发育，而生物体的生命活动则不会对环境产生影响。（　　　）

三、参考答案

（一）单项选择

1. C　2. B　3. A　4. B

（二）多项选择

1. ABC　2. ABCD　3. ABCD　4. ABCD

（三）判断题

1. √　2. ×　3. ×　4. √　5. ×

（蔡晓明）

第二章　生命的细胞基础

细胞是生物有机大分子物质基本的组织结构，地球上所有的生物（除病毒）都由细胞构成。大量研究证明，细胞是生命活动最基本的结构单位和功能单位。简单的低等生物仅由单个细胞构成，复杂的高等生物则由各种执行特定功能的细胞群体构成。

第一节　细胞概述

一、知识点

1. 掌握细胞的基本结构；单位膜与生物膜的概念。
2. 熟悉原核细胞与真核细胞。
3. 了解古细菌。

二、练习题

（一）单项选择

1. 原核细胞与真核细胞的主要区别在于有无完整的（　　　）。

A. 细胞膜　　　　　　B. 细胞器　　　　　　C. 细胞核　　　　　　D. 细胞壁

2. 在电镜下观察生物膜结构可见（　　　）。

A. 三层深色致密层

B. 三层浅色疏松层

C. 两层深色致密层和中间一层浅色疏松层

D. 两层浅色疏松层和中间一层深色致密层

3. 原核细胞与真核细胞共有的细胞器是（　　　）。

A. 核糖体　　　　　　B. 内质网　　　　　　C. 高尔基复合体　　　D. 线粒体

4. 用电镜观察到小于 0.2μm 的细胞结构称为（　　　）。

A. 微观结构　　　　　B. 显微结构　　　　　C. 亚显微结构　　　　D. 分子结构

5. 分类学上，病毒属于（　　　）。

A. 原核细胞　　　　　B. 真核细胞　　　　　C. 非细胞结构生物　　D. 多细胞生物

6. 目前发现最小的原核细胞为（　　　）。

A. 细菌　　　　　　　B. 真菌　　　　　　　C. 绿藻　　　　　　　D. 支原体

（二）多项选择

1. 存在于原核细胞中的结构有（　　　）。

A. 细胞膜　　　　　　B. 核糖体　　　　　　C. 细胞骨架　　　　　D. 间体

2. 具有膜结构的细胞器有（　　　）。

A. 核糖体　　　　　　B. 内质网　　　　　　C. 高尔基复合体　　　D. 线粒体

3. 古核细胞包括（　　　）。

A. 极端嗜盐菌　　　B. 极端嗜酸菌　　　C. 产甲烷菌　　　D. 大肠杆菌

（三）判断题

1. 构成生物体的基本结构和功能单位是细胞核。（　　）

2. 拟核是原核细胞特有的结构。（　　）

3. 原核细胞比较原始，细胞质里没有任何细胞器。（　　）

4. 单位膜由"明-暗-明"三层结构组成。（　　）

三、参考答案

（一）单项选择

1. C　2. C　3. A　4. C　5. C　6. D

（二）多项选择

1. ABD　2. BCD　3. ABC

（三）判断题

1. ×　2. √　3. ×　4. ×

（刘　云）

第二节　细胞膜及其表面

一、知识点

1. 掌握细胞膜的化学组成；细胞膜的分子结构模型（液态镶嵌模型）的要点；细胞膜的特性；细胞膜的主要功能；被动运输中各种类型的特点。

2. 熟悉膜受体与信号转导的概念。

3. 了解细胞识别；细胞膜与疾病。

二、练习题

（一）单项选择

1. 下列哪种物质不是生物膜的主要化学成分？（　　）

A. 脂类　　　　　B. 蛋白质　　　　　C. 糖类　　　　　D. 无机盐

2. 生物膜中含量最高的脂类是（　　）。

A. 磷脂　　　　　B. 胆固醇　　　　　C. 糖脂　　　　　D. 鞘磷脂

3. 参与细胞识别的大分子主要是下列哪一类？（　　）

A. 糖脂　　　　　B. 糖蛋白　　　　　C. 多糖　　　　　D. 核酸

4. 下面不属于膜性结构的细胞器是（　　）。

A. 线粒体　　　　B. 核糖体　　　　　C. 内质网　　　　D. 高尔基复合体

5. 对于构成生物膜的磷脂，下列哪个说法是错误的？（　　）

A. 磷脂是构成膜脂的基本成分，占 50% 以上，分为甘油磷脂和鞘磷脂两类

B. 具有一个极性头和一条脂肪酸链的非极性尾

C. 脂肪酸碳链碳原子为偶数，多数碳链由 16、18 或 20 个碳原子组成

D. 饱和脂肪酸及不饱和脂肪酸皆有

6. 在细胞膜中对膜脂的物理状态具有维持和调节作用的分子是（　　　）。

A. 脑苷脂　　　　　　B. 胆固醇　　　　　　C. 糖脂　　　　　　D. 磷脂

7. 生物膜的分子结构模型现已被广泛接受的是（　　　）。

A. 单位膜模型　　　　　　　　　　　　　B. 晶格镶嵌模型

C. 板块模型　　　　　　　　　　　　　　D. 液态镶嵌模型

8. 下列有关细胞膜结构模型的说法错误的是（　　　）。

A. 光学显微镜发现细胞后，人们并未同时观察到细胞膜，直到电镜下显示出质膜的超微结构，人们才证明了质膜的存在

B. 用有机溶剂抽提人红细胞的膜脂成分，并测定膜脂单层分子在水面的铺展面积，发现它为红细胞表面积的二倍，提示质膜是由双层脂质分子组成

C. 三明治模型和单位膜模型得到了 X 射线衍射分析与电镜观察结果的支持

D. 细胞膜结构模型都有相关的实验证据支持，但不够完善、充实

9. 下列关于外在膜蛋白的描述不正确的是（　　　）。

A. 约占膜蛋白的 20%~30%　　　　　　B. 主要在膜内表面，为水溶性

C. 结合力较强不易于分离　　　　　　　D. 通过离子键、氢键与脂质分子结合

10. 下列关于内在膜蛋白的描述不正确的是（　　　）。

A. 约占膜蛋白的 70%~80%　　　　　　B. 为双亲性分子

C. 结合力较强不易于分离　　　　　　　D. 改变离子浓度可将其分离

11. 不能自由通过脂双层膜的物质是（　　　）。

A. 尿素　　　　　B. Na^+　　　　　C. O_2　　　　　D. CO_2

12. 细胞膜的物质运输功能主要由以下哪种物质来承担？（　　　）

A. 磷脂　　　　　　B. 胆固醇　　　　　　C. 糖类　　　　　　D. 蛋白质

13. 将细胞内的分泌小泡或其他膜泡中的物质通过细胞质膜运出细胞的过程称为（　　　）。

A. 简单扩散　　　　　　　　　　　　　　B. 吞噬作用

C. 受体介导的胞吞作用　　　　　　　　　D. 胞吐作用

14. 具有高度特异性的物质转运方式是（　　　）。

A. 吞噬作用　　　　　　　　　　　　　　B. 吞饮作用

C. 受体介导的胞吞作用　　　　　　　　　D. 简单扩散

15. 小肠上皮细胞吸收葡萄糖及各种氨基酸，主要通过（　　　）达到逆浓度梯度运输。

A. 与 Na^+ 协同运输　　　　　　　　　　B. 与 Ca^{2+} 协同运输

C. 与 K^+ 协同运输　　　　　　　　　　D. 与 H^+ 协同运输

16. 存在于细胞膜上的钠钾泵，每消耗 1 分子的 ATP 可以（　　　）。

A. 泵出 3 个钠离子，泵进 2 个钾离子　　　B. 泵进 3 个钠离子，泵出 2 个钾离子

C. 泵出 2 个钠离子，泵进 3 个钾离子　　　D. 泵进 2 个钠离子，泵出 3 个钾离子

17. 关于 Na^+-K^+ 泵的描述，哪项是错误的？（　　　）

A. 具有 ATP 酶活性，每个循环消耗一分子 ATP

B. 可产生和维持膜电位

C. 可调节细胞内的 pII

D. 有一个乌本苷的结合位点

18. 已知物质 A 是一种带电荷的分子，相对分子质量较小，它在细胞外的浓度比细胞内高。请问它是通过（　　　）方式进入细胞内的?

A. 主动运输　　　　B. 胞吞作用　　　　C. 简单扩散　　　　D. 通道扩散

19. 主动运输和胞吞作用的共同点是（　　　）。

A. 转运大分子物质　　　　　　　　　B. 消耗代谢能

C. 需要载体蛋白协助　　　　　　　　D. 逆浓度梯度运输

20. 低密度脂蛋白（LDL）进入细胞的方式是（　　　）。

A. 主动运输　　　　　　　　　　　　B. 受体介导的胞吞作用

C. 协助扩散　　　　　　　　　　　　D. 协同运输

21. 氨基酸顺浓度梯度进入细胞，这种转运方式称为（　　　）。

A. 简单扩散　　　　B. 易化扩散　　　　C. 胞饮作用　　　　D. 胞吐作用

22. 胞吞作用和胞吐作用是细胞膜进行的一种（　　　）。

A. 协助扩散　　　　B. 简单扩散　　　　C. 被动运输　　　　D. 膜泡运输

23. 一种不需要提供能量、只需要细胞膜上某种蛋白质的协助，即可完成小分子物质顺浓度梯度的运输，这种运输方式是（　　　）。

A. 主动运输　　　　B. 简单扩散　　　　C. 膜泡运输　　　　D. 易化扩散

24. 能起到封闭上皮细胞间隙的细胞间连接方式是（　　　）。

A. 桥粒连接　　　　B. 缝隙连接　　　　C. 紧密连接　　　　D. 中间连接

25. 龙虾在受到外界刺激后 15 毫秒内就可以做出快速反应依靠的是（　　　）。

A. 化学耦联　　　　B. 电耦联　　　　C. 代谢耦联　　　　D. 桥粒

26. 具有细胞间通信功能的连接是（　　　）。

A. 桥粒连接　　　　B. 间隙连接　　　　C. 紧密连接　　　　D. 中间连接

27. 心肌细胞必须同步收缩形成有效的心跳，传递到每个细胞的收缩电信号也需要同时到达，（　　　）具有此种作用。

A. 桥粒　　　　　　B. 半桥粒　　　　C. 间隙连接　　　　D. 黏合带

28. 胰腺腺泡细胞合成和分泌功能强的消化酶。酶分泌到腺泡腔，然后流入胰腺的导管，最终流入肠。这些酶的向后渗漏能够引起自消化，你推测在胰腺腺泡细胞间通过何种连接可阻止酶的向后渗漏（　　　）。

A. 桥粒　　　　　　B. 通信连接　　　　C. 紧密连接　　　　D. 黏合连接

29. 由微管组成的细胞表面特化结构是（　　　）。

A. 鞭毛　　　　　　B. 微绒毛　　　　C. 伪足　　　　　　D. 皱褶

30. 动物细胞质膜外糖链构成的网络状结构叫作（　　　）。

A. 细胞外被　　　　B. 微绒毛　　　　C. 膜骨架　　　　　D. 以上都不对

31. 血脑屏障的结构基础是（　　　）。

A. 桥粒　　　　　　B. 缝隙连接　　　　C. 黏合斑　　　　　D. 紧密连接

32. 受体从化学本质上说是（　　　）。

A. 蛋白质　　　　　B. 脂类分子　　　　C. 糖类　　　　　　D. 核酸分子

33. 下列对受体描述准确的是（　　　）。

A. 其接受的外界信号为第二信使

B. 其结合配体的能力和所在的组织部位无关

C. 是位于细胞膜上的一类蛋白质

D. 可接受外界信号并转化为细胞内的生物化学反应

34. N 型乙酰胆碱受体属于（　　　）。

A. 酶偶联受体　　　　　　　　　　B. 离子通道偶联受体

C. G 蛋白偶联受体　　　　　　　　D. 细胞核受体

35. 下列关于 G 蛋白的描述错误的是（　　　）。

A. G 蛋白的 β 亚基和 γ 亚基起调控作用

B. G 蛋白可在受体与效应蛋白之间传递信息

C. 配体可直接与 G 蛋白结合引起其构象改变

D. G 蛋白具有 GTP 酶活性，在细胞信号通路中起分子开关的作用

36. 下列不是细胞第二信使的分子是（　　　）。

A. cAMP　　　　　　B. IP_3　　　　　　C. DG　　　　　　D. O_2

37. 下列不属于细胞表面受体的是（　　　）。

A. 离子通道偶联受体　　　　　　　B. 酶偶联受体

C. G 蛋白偶联受体　　　　　　　　D. 核受体

38. G 蛋白偶联型受体通常为（　　　）。

A. 3 次跨膜蛋白　　　　　　　　　B. 7 次跨膜蛋白

C. 单次跨膜蛋白　　　　　　　　　D. 5 次跨膜

39. 膜受体上（　　　）与配体结合。

A. 活性部位　　　B. 催化部位　　　C. 识别部位　　　D. 效应部位

40. 细胞膜上某种膜受体的数量有限，只能与一定数量的配体结合，这是配体的什么特性？（　　　）

A. 特异性　　　B. 可饱和性　　　C. 高亲和性　　　D. 可逆性

41. 胱氨酸尿症是由下列哪种原因造成的？（　　　）

A. 膜转运系统异常　　　　　　　　B. 细胞连接异常

C. 膜受体缺陷　　　　　　　　　　D. G 蛋白功能异常

42. 家族性高胆固醇血症是由下列哪种原因造成的？（　　　）

A. 膜转运系统异常　　　　　　　　B. 细胞连接异常

C. 膜受体缺陷　　　　　　　　　　D. G 蛋白功能异常

43. 重症肌无力属于细胞膜上（　　　）而引发的疾病。

A. 膜转运系统异常　　　　　　　　B. 细胞连接异常

C. 膜受体异常　　　　　　　　　　D. G 蛋白功能异常

44. 细胞识别的主要部位在（　　　）。

A. 细胞质　　　B. 细胞核　　　C. 细胞器　　　D. 细胞外被

（二）多项选择

1. 哪些属于细胞膜的主要成分？（　　　）

A. 蛋白质　　　　　B. 糖类　　　　　C. 脂类　　　　　D. 微量元素

2. 以下物质跨膜转运过程中耗能的是（　　　）。

A. 简单扩散　　　　　　　　　　　　B. 易化扩散

C. 钠钾泵　　　　　　　　　　　　　D. 受体介导的胞吞作用

3. 生物膜的不对称性表现在以下哪些方面？（　　　）

A. 膜脂分布不对称　　　　　　　　　B. 膜蛋白分布不对称

C. 膜糖类分布不对称　　　　　　　　D. 膜上无机离子分布不对称

4. 葡萄糖分子可以通过何种方式透过细胞膜进入动物细胞内为其生理活动提供能量？（　　　）

A. 主动运输　　　B. 简单扩散　　　C. 易化扩散　　　D. 胞吞作用

5. 以下哪些运输方式属于被动运输？（　　　）

A. 易化扩散　　　B. 离子通道扩散　　C. 水通道扩散　　D. 简单扩散

6. Na^+ -K^+泵有以下哪些生理功能？（　　　）

A. 产生和维持膜电位

B. 调节渗透压保持细胞体积恒定

C. 维持细胞内外 Na^+、K^+浓度差

D. 为细胞主动运输葡萄糖等物质创造条件

7. 关于易化扩散，以下叙述正确的是（　　　）。

A. 需要膜上载体蛋白的参与　　　　　B. 物质从高浓度向低浓度转运

C. 不消耗代谢能　　　　　　　　　　D. 存在最大转运速度

8. 细胞膜的特性包括（　　　）。

A. 细胞膜的不对称性　　　　　　　　B. 细胞膜的流动性

C. 细胞膜的特异性　　　　　　　　　D. 细胞膜的扩散性

9. 细胞膜具有以下哪些功能？（　　　）

A. 是细胞内外物质运输的通道　　　　B. 是生物膜的一部分

C. 实现细胞内外信息的交换　　　　　D. 是保持细胞内环境稳定的屏障

10. 以简单扩散的方式通过膜脂双分子层的物质有（　　　）。

A. O_2　　　　　B. CO_2　　　　　C. 尿素　　　　　D. 乙醇

11. 肿瘤细胞与正常细胞相比，其细胞膜会发生下列哪些变化？（　　　）

A. 细胞膜上出现微绒毛、褶皱、变形足　　B. 接触抑制消失

C. 细胞间黏着作用消失　　　　　　　D. 细胞膜中的某些蛋白质会发生改变

12. 关于细胞膜与疾病，下述说法中正确的是（　　　）。

A. 家族性高胆固醇血症由编码 LDL 受体的基因发生突变引起

B. 胱氨酸尿症是由于载体异常而导致

C. 肾性糖尿病是由于膜载体异常导致

D. 细胞癌变时，细胞表面会出现糖链短缺不全

13. 细胞膜运输小分子物质的方式有（　　　）。

A. 简单扩散　　　　　　　　　　　　B. 易化扩散

C. 离子通道扩散　　　　　　　　　　D. 主动运输

14. 通过载体蛋白转运的物质有（　　　）。

A. 氨基酸　　　　　　B. 乙醇　　　　　　C. 核苷酸　　　　　　D. 葡萄糖

15. 通道蛋白（　　　　）。

A. 对物质的运输没有选择性　　　　B. 顺浓度梯度运输物质

C. 逆浓度梯度运输物质　　　　　　D. 运输过程中不消耗代谢能

16. 细胞连接方式有（　　　　）。

A. 封闭连接　　　　B. 锚定连接　　　　C. 通信连接　　　　D. 桥粒

17. 通信连接的主要类型包括（　　　　）。

A. 间隙连接　　　　B. 胞间连丝　　　　C. 黏合带　　　　D. 紧密连接

18. 下列哪些细胞间存在有丰富的紧密连接？（　　　　）

A. 各种腔道和腺体的上皮细胞间　　　　B. 心肌细胞间

C. 脑组织的毛细血管上皮细胞间　　　　D. 睾丸组织的支持细胞间

19. 下列物质中哪些属于细胞外基质的组成部分（　　　　）。

A. 层粘连蛋白　　　　B. 胶原　　　　C. 蛋白聚糖　　　　D. 整联蛋白

20. 细胞表面主要指哪些结构？（　　　　）

A. 细胞表面的特化　　　　B. 细胞外被　　　　C. 细胞核　　　　D. 细胞膜

21. 关于桥粒和半桥粒，下列说法正确的是（　　　　）。

A. 半桥粒在形态上与桥粒类似，功能与化学组成也相同

B. 桥粒在两个细胞之间形成纽扣式的结构将相邻细胞连接在一起，形成贯穿于整个组织的整体网络

C. 桥粒中，中间纤维直接与盘状致密斑相连，相邻两细胞的致密斑由跨膜糖蛋白相互连接

D. 在半桥粒中，中间纤维穿过半桥粒的致密斑

22. 细胞外基质的功能包括（　　　　）。

A. 影响细胞的存活与死亡　　　　B. 决定细胞的性状

C. 决定细胞间的识别　　　　　　D. 影响细胞的迁移

23. 细胞膜受体与信号分子结合的特性包括（　　　　）。

A. 可饱和性　　　　B. 特异性　　　　C. 高亲和性　　　　D. 方向性

（三）判断题

1. 细胞膜是生物膜。（　　　　）

2. 在所有的生物膜中蛋白质和脂质含量是不变的。（　　　　）

3. 细胞膜两侧的功能是完全相同的。（　　　　）

4. 细胞膜的内外表面都覆盖有一层糖类物质。（　　　　）

5. 所有的膜脂和膜蛋白都是兼性分子。（　　　　）

6. 由于细胞膜具有流动性，所以它是液体物质。（　　　　）

7. 膜内在蛋白与脂质双分子层结合能力强，不易分离。（　　　　）

8. 胞吞和胞吐作用在转运大分子物质的同时，参与了细胞内的膜流过程。（　　　　）

9. 所有的胞吞作用都是经过受体介导的。（　　　　）

10. 相对不溶于水的亲脂性小分子能自由穿过细胞质膜。（　　　　）

11. 糖蛋白和糖脂上的糖基既可以位于质膜的内表面，也可以位于质膜的外表面。（　　）

12. 被动运输不需要 ATP 及载体蛋白，主动运输需要 ATP 及载体蛋白。（　　）

13. Na^+-K^+泵是所有真核细胞质膜中存在的一种主动运输方式。（　　）

14. 细胞质膜上的膜蛋白是可以运动的，运动方式与膜脂相同。（　　）

15. 膜流动性不仅是膜的基本特征之一，也是细胞进行生命活动的必要条件。（　　）

16. 细胞膜对所有带电荷的分子都是高度不通透的。（　　）

17. 细胞膜是半通透性的，一般来说，小分子可以自由通过。（　　）

18. 协助扩散是被动运输的一种方式，它不消耗能量，但是要在通道蛋白、载体蛋白、离子泵的协助下完成。（　　）

19. 人鼠细胞融合不仅证明了细胞膜上膜蛋白的流动性，同时也间接证明了膜脂的流动性。（　　）

20. 参与信号转导的受体都是膜蛋白。（　　）

21. 紧密连接是形成血脑屏障和血睾屏障的结构基础。（　　）

22. 间隙连接是动物体内分布最广泛的细胞连接方式。（　　）

23. 细胞外基质是由细胞分泌到细胞外空间的分泌蛋白和多糖类物质构成的精密有序的网络结构。（　　）

24. 黏合带在位置上介于桥粒和半桥粒之间。（　　）

25. 间隙连接在脊椎动物上皮细胞极性的产生及维持中起着关键性作用。（　　）

26. 信号分子有水溶性和脂溶性之分，但是它们的作用机制是相同的。（　　）

27. 胞外信号分子都是通过与膜受体结合来传递信息。（　　）

28. 信号分子与受体的结合具有高度的特异性，并且不可逆。（　　）

三、参考答案

（一）单项选择

1. D　2. A　3. B　4. B　5. B　6. B　7. D　8. C　9. C　10. D　11. B　12. D　13. D　14. C　15. A　16. A　17. C　18. D　19. B　20. B　21. B　22. D　23. D　24. C　25. B　26. B　27. C　28. C　29. A　30. A　31. D　32. A　33. D　34. B　35. C　36. D　37. D　38. B　39. C　40. B　41. A　42. C　43. C　44. D

（二）多项选择

1. ABC　2. CD　3. ABC　4. AC　5. ABCD　6. ABCD　7. ABCD　8. AB　9. ABCD　10. ABCD　11. ABCD　12. ABCD　13. ABD　14. ACD　15. BD　16. ABC　17. AB　18. ACD　19. ABC　20. ABD　21. BC　22. ABCD　23. ABC

（三）判断题

1. √　2. ×　3. ×　4. ×　5. ×　6. ×　7. √　8. √　9. ×　10. √　11. ×　12. ×　13. ×　14. ×　15. √　16. ×　17. ×　18. ×　19. √　20. ×　21. √　22. √　23. √　24. ×　25. ×　26. ×　27. ×　28. ×

（宋桂芹）

第三节 细 胞 质

Ⅰ 内 质 网

一、知识点

1. 掌握内膜系统的概念和组成；内质网的形态结构；内质网的类型；内质网的功能。
2. 熟悉内质网的化学组成。
3. 了解内质网的病理性变化。

二、练习题

（一）单项选择

1. 在糙面内质网上进行的蛋白质修饰最常见的是（　　　）。

A. 糖基化　　　　　B. 羟基化　　　　　C. 酰基化　　　　D. 二硫键的形成

2. 内质网的标志酶是（　　　）。

A. 糖基转移酶　　　B. 磷酸酶　　　　　C. 蛋白激酶　　　D. 葡萄糖-6-磷酸酶

3. 应用蔗糖密度梯度离心法可从细胞匀浆中分离出 ER 的碎片叫（　　　）。

A. 大囊泡　　　　　B. 微粒体　　　　　C. 小囊泡　　　　D. 内吞体

4. 在内质网内进行的糖基化是（　　　）。

A. S-连接的糖基化　　　　　　　　　B. C-连接的糖基化

C. N-连接的糖基化　　　　　　　　　D. O-连接的糖基化

5. 能够帮助多肽正确折叠与装配的蛋白质（　　　）。

A. ATP 水解酶　　　B. 分子伴侣　　　　C. 抗体　　　　　D. 折叠酶

6. 不能正确折叠与装配的蛋白可经过（　　）途径降解。

A. 泛素　　　　　　B. 水解　　　　　　C. 糖基化　　　　D. 分泌

7. 肝细胞光面内质网中含有（　　　），该酶能催化糖原在细胞质基质中的降解产物葡萄糖-6-磷酸去磷酸化。

A. 葡萄糖-6-磷酸酶　　B. 糖基转移酶　　C. 6-磷酸脱氢酶　D. 二硫键异构酶

8. 在肌细胞中的光面内质网特化为（　　　），通过其膜上的 Ca^{2+} 通道和 Ca^{2+} 泵调节肌细胞的 Ca^{2+} 浓度，从而调控肌肉的收缩和舒张。

A. 中心体　　　　　B. 肌质网　　　　　C. 粗面内质网　　D. 细胞骨架

（二）多项选择

1. 内质网是由一层单位膜围成的（　　　）结构。

A. 颗粒状　　　　　B. 管状　　　　　　C. 泡状　　　　　D. 囊状

2. 在糙面内质网上合成的蛋白质包括（　　　）。

A. 分泌到细胞外的基质蛋白　　　　　B. 细胞膜蛋白

C. 光面内质网内的蛋白　　　　　　　D. 溶酶体内的蛋白

3. 信号肽假说解释了核糖体怎样与内质网膜结合并将合成的蛋白质运输到内质网，该过程涉及到以下哪些成分？（　　　）

A. 信号识别颗粒　　B. 微粒体　　　　　C. 信号识别颗粒受体　D. rRNA

4. 光面内质网的功能是（　　　）。

A. 合成脂类　　　　　B. 解毒作用　　　C. 蛋白质加工　　　　D. 核酸合成

5. 细胞内与分泌蛋白合成加工有关的细胞器是（　　　）。

A. 糙面内质网　　　　B. 高尔基复合体　C. 光面内质网　　　　D. 核糖体

6. 内膜系统的相互联系在于（　　　）。

A. 糙面内质网与核膜外层相连通

B. 内质网与高尔基复合体通过转运小泡相联系

C. 内质网附近有线粒体分布

D. 转运囊泡可与细胞膜融合

（三）判断题

1. 内膜系统包括内质网、线粒体、溶酶体、高尔基复合体、核膜以及细胞质内转运小泡。（　　　）

2. 糙面内质网的功能和光面内质网的功能一样，都参与蛋白质的合成。（　　　）

3. 糙面内质网可以特化为肌质网，储存和调节钙离子浓度。（　　　）

4. 内质网的标志酶是葡萄糖-6-磷酸酶。（　　　）

5. 内质网发达与否可以作为判断细胞分化程度和功能状态的形态学指标。（　　　）

6. 内质网内的糖基化是 O-连接的糖基化修饰。（　　　）

7. 内质网的形态结构、分布及数量多少与细胞类型、生理状态及分化程度有关。（　　　）

8. 核糖体是细胞内蛋白质合成的场所，在糙面内质网膜上附着有大量的核糖体，所以 RER 具有参与蛋白质合成的功能。（　　　）

9. 在 RER 上合成进入内质网腔的蛋白质发生的修饰包括糖基化、羟基化及酰基化，不包含形成二硫键。（　　　）

10. 光面内质网的主要功能是合成蛋白质和脂类。（　　　）

11. 所有细胞中的光面内质网都特化为肌质网，通过肌质网膜上的 Ca^{2+} 通道和 Ca^{2+} 泵调节肌细胞的 Ca^{2+} 浓度。（　　　）

12. 内质网是一种比较敏感的细胞器，在缺氧、辐射、毒物作用及感染等因素作用下会产生病理性变化。（　　　）

三、参考答案

（一）单项选择

1. A　2. D　3. B　4. C　5. B　6. A　7. A　8. B

（二）多项选择

1. BCD　2. ABCD　3. ACD　4. AB　5. ABD　6. AB

（三）判断题

1. ×　2. ×　3. ×　4. √　5. √　6. ×　7. √　8. √　9. ×　10. ×　11. ×　12. √

（陈保锋）

Ⅱ　高尔基复合体

一、知识点

1. 掌握高尔基复合体的形态结构；高尔基复合体的功能。
2. 熟悉高尔基复合体的化学组成。
3. 了解高尔基复合体异常与疾病关系。

二、练习题

（一）单项选择

1. 下列关于高尔基复合体的错误说法是（　　　）。
A. 高尔基复合体是有极性的细胞器
B. 执行分选功能的是反面高尔基网
C. 高尔基复合体是膜交通的枢纽
D. 高尔基复合体的形成面即反面

2. 关于合成分泌蛋白质旺盛细胞的描述中，哪一项正确？（　　　）
A. 有丰富的糙面内质网和发达的高尔基复合体
B. 有丰富的光面内质网和发达的高尔基复合体
C. 有大量的溶酶体
D. 有丰富的游离核糖体和高尔基复合体

3. 高尔基复合体的主要生物学功能是（　　　）。
A. 细胞的供能中心
B. 蛋白质的合成场所
C. 营养防御作用
D. 加工、储存物质及运输分泌作用

4. 位于高尔基复合体形成面附近的囊泡称为（　　　）。
A. 小囊泡　　　　B. 大囊泡　　　　C. 扁平囊　　　　D. 分泌泡

5. 位于高尔基复合体成熟面附近的囊泡称为（　　　）。
A. 小囊泡　　　　B. 大囊泡　　　　C. 扁平囊　　　　D. 运输泡

6. 顺面高尔基网的形成主要来自于（　　　）的膜性小泡融合。
A. 核膜　　　　B. 质膜　　　　C. 内质网　　　　D. 扁平囊

7. 反面高尔基复合网的功能是（　　　）。
A. 参与能量代谢
B. 参与脂类代谢、糖原分解及解毒作用
C. 合成酶原颗粒及抗体
D. 参与细胞的分泌活动及溶酶体的形成

8. 高尔基复合体的化学成分主要是（　　　）。
A. 脂类、蛋白质
B. RNA、蛋白质
C. DNA、蛋白质
D. DNA、脂类、蛋白质

9. 细胞的分泌活动中，分泌蛋白的合成、加工、运输过程的顺序为（　　　）。
A. 光面内质网→高尔基复合体→细胞外
B. 光面内质网→高尔基复合体→分泌泡→细胞膜→细胞外
C. 糙面内质网→高尔基复合体→分泌泡→细胞膜→细胞外
D. 顺面高尔基网→中间高尔基网→反面高尔基网→分泌泡→细胞膜→细胞外

10. 细胞内蛋白质的分选主要部位是在高尔基复合体的（　　　）。

A. 顺面高尔基网　　　B. 中间高尔基网　　　C. 反面高尔基网　　　D. 以上均是

11. 被称为细胞内大分子运输交通枢纽的细胞器是（　　　）。

A. 内质网　　　B. 高尔基复合体　　　C. 中心体　　　D. 溶酶体

12. 在真核细胞中与初级溶酶体的产生直接相关是（　　　）。

A. 细胞质基质　　　B. 细胞核　　　C. 高尔基复合体　　　D. 内质网

13. 高尔基复合体的标志酶是（　　　）。

A. 酸性磷酸酶　　　　　　　　　　B. 糖基转移酶

C. 葡萄糖-6-磷酸酶　　　　　　　　D. RNA 聚合酶

14. 下列哪种细胞器具有极性？（　　　）

A. 高尔基复合体　　　　　　　　　B. 核糖体

C. 溶酶体　　　　　　　　　　　　D. 过氧化物酶体

15. 下列细胞中高尔基复合体较为发达的是（　　　）。

A. 唾液腺细胞　　　B. 肌肉细胞　　　C. 红细胞　　　D. 淋巴细胞

16. 衰老细胞中高尔基复合体的数目（　　　）。

A. 增加　　　B. 减少　　　C. 两者都是　　　D. 两者都不是

17. 高尔基复合体的分泌泡来源于（　　　）。

A. 反面高尔基网　　　　　　　　　B. 糙面内质网

C. 细胞膜　　　　　　　　　　　　D. 顺面高尔基网

18. 小肠上皮细胞的杯状细胞核的顶部有丰富的（　　　）。

A. 高尔基复合体　　　B. 过氧化物酶体　　　C. 光面内质网　　　D. 溶酶体

（二）多项选择

1. 下列关于高尔基复合体的叙述正确的是（　　　）。

A. 是具有极性的细胞器

B. 与蛋白质合成有关

C. 与蛋白质加工有关

D. 由顺面高尔基网、反面高尔基网和中间高尔基网组成

2. 细胞内膜系统包括（　　　）。

A. 小泡　　　B. 内质网　　　C. 高尔基复合体　　　D. 核膜

（三）判断题

1. 一般来说，分泌作用强的细胞其高尔基复合体就较为发达。（　　　）

2. 在高尔基复合体上要对蛋白质进行 O-连接的糖基化修饰。（　　　）

3. 高尔基复合体是由一些扁平膜囊组成的膜性网状系统。（　　　）

4. N-连接和 O-连接的寡糖修饰都是起始于内质网，完成于高尔基复合体。（　　　）

5. 高尔基复合体在细胞周期中具有周期性变化。（　　　）

6. 高尔基复合体是一个有极性的细胞器。（　　　）

7. 由内质网合成并运输到高尔基复合体、溶酶体及细胞膜以外的蛋白质大多是糖蛋白。（　　　）

三、参考答案

（一）单项选择

1. D　2. A　3. D　4. A　5. B　6. C　7. D　8. A　9. C　10. C　11. B　12. C　13. B
14. A　15. A　16. B　17. A　18. A

（二）多项选择

1. ACD　2. ABCD

（三）判断题

1. √　2. √　3. √　4. ×　5. √　6. √　7. √

（章　欢）

Ⅲ　溶酶体与过氧化物酶体

一、知识点

1. 掌握溶酶体的形态结构；溶酶体的类型；溶酶体的消化营养作用；溶酶体与硅肺的关系。

2. 熟悉酶体的化学组成；溶酶体促进组织器官变态发育的作用；过氧化物酶体所含酶主要类型及作用。

3. 了解溶酶体参与受精过程；溶酶体的防御保护作用。

二、练习题

（一）单项选择

1. 溶酶体内所含有的酶为（　　　）。

A. 碱性水解酶　　　　B. 中性水解酶　　　　C. 酸性水解酶　　　D. 氧化磷酸化酶

2. 初级溶酶体与次级溶酶体的区别在于（　　　）。

A. 初级溶酶体不含有作用底物　　　　　　　B. 初级溶酶体不含有水解酶

C. 初级溶酶体中的水解酶不成熟　　　　　　D. 次级溶酶体不含作用产物

3. 对自溶作用的叙述下列哪项是正确的？（　　　）。

A. 溶酶体分解胞内营养颗粒　　　　　　　　B. 对细胞自身结构的消化分解

C. 对细菌颗粒的消化分解　　　　　　　　　D. 细胞本身被水解酶消化分解

4. 下列哪项属于溶酶体的异噬作用？（　　　）

A. 消化细胞自身衰老细胞器或细胞内物质的过程

B. 消化细胞内的线粒体、内质网碎片的过程

C. 溶酶体之间相互吞噬，降解过剩溶酶体的过程

D. 消化吞噬体的过程

5. 关于溶酶体的功能下列叙述错误的是（　　　）。

A. 参与细胞内消化

B. 青蛙变态发育阶段尾巴逐渐消失是溶酶体自溶作用的结果

C. 参与受精过程

D. 具有解毒的作用

6. 初级溶酶体中的酸性水解酶最终来自于（　　）。

A. 光面内质网　　　　B. 高尔基复合体　　　　C. 线粒体　　　　D. 细胞核

7. 细胞内行使消化功能的细胞器是（　　）。

A. 内质网　　　　B. 高尔基复合体　　　　C. 线粒体　　　　D. 溶酶体

8. 溶酶体酶前体在高尔基复合体上被分选的标志是（　　）。

A. 葡萄糖-6 磷酸　　　B. 甘露糖-6-磷酸　　　C. 信号肽　　　D. 伴侣蛋白

9. 溶酶体的最适 pH 为（　　）左右。

A. 7　　　　　　　B. 10　　　　　　　C. 5　　　　　　　D. 3

10. 维持溶酶体内 pH 环境主要依靠溶酶体膜上的（　　）。

A. Na^+-K^+ 泵　　　B. Ca^{2+}泵　　　C. H^+泵　　　D. 受体

11. 哺乳动物精子顶体实际上是一种特化的（　　）。

A. 纤毛　　　　B. 微管　　　　C. 线粒体　　　　D. 溶酶体

12. 溶酶体消化细胞内一些衰老和破损的细胞器称为（　　）。

A. 异噬作用　　　B. 自噬作用　　　C. 粒溶作用　　　D. 吞噬作用

13. 具有清除异物作用的细胞器是（　　）。

A. 高尔基复合体　　　B. 内质网　　　C. 线粒体　　　D. 溶酶体

14. 蝌蚪在变态发育过程中，尾部逐渐消失。下列有关叙述中错误的是（　　）。

A. 与甲状腺激素的调节有关　　　　B. 与尾部细胞中的溶酶体有关

C. 与基因突变改变遗传信息有关　　　D. 与有关基因程序性地表达有关

15. 新宰的畜、禽，如果马上把肉做熟了吃，肉老而口味不好，过一段时间再煮，肉反而鲜嫩。这可能与肌细胞内的哪一种细胞器的作用有关？（　　）

A. 溶酶体　　　　B. 核糖体　　　　C. 内质网　　　　D. 线粒体

16. 先天性溶酶体病与（　　）有关。

A. 溶酶体的某种水解酶缺少，相应的物质在细胞内积累

B. 溶酶体膜的不稳定

C. 两者均有

D. 两者均无

17. 细胞组织的自溶与（　　）有关。

A. 溶酶体的某种水解酶缺少，相应的物质在细胞内积累

B. 溶酶体膜的不稳定

C. 两者均有

D. 两者均无

18. 属于过氧化物酶体引起的疾病的是（　　）。

A. 台-萨氏病　　　B. 脑肝肾综合征　　　C. 白血病　　　D. 贫血病

19. 硅肺是一种职业病，与溶酶体有关，其发病机制是（　　）。

A. 溶酶体的酶没有活性　　　　B. 溶酶体的数量

C. 矽粉使溶酶体破坏　　　　D. 都不对

（二）多项选择

1. 与溶酶体相关的疾病有（   ）。

A. 白化病   B. 硅肺   C. 痛风   D. 类风湿关节炎

2. 溶酶体（   ）。

A. 膜有质子泵，将 H^+ 泵出溶酶体

B. 主要含酸性水解酶

C. 溶酶体的主要功能是细胞内消化

D. 精子的顶体是一个巨大的溶酶体

3. 下面哪些细胞器是双层膜围成的？（   ）

A. 溶酶体   B. 细胞核   C. 内质网   D. 线粒体

4. 溶酶体的特点包括（   ）。

A. 标志酶是酸性磷酸酶   B. 由单层膜包围

C. 其内容物电子密度高   D. 是细胞内的消化细胞器

5. 过氧化物酶体主要酶类包括（   ）。

A. 过氧化物酶   B. 过氧化氢酶   C. 氧化酶   D. 还原酶

6. 过氧化物酶体主要作用包括（   ）。

A. 参与氧化代谢   B. 解毒

C. 调节细胞内氧浓度   D. 参与脂肪酸氧化

（三）判断题

1. 溶酶体内的 pH 是中性，即 7.0 左右。（   ）

2. 溶酶体水解酶的分拣信号是葡糖-6-磷酸。（   ）

3. 溶酶体是一种异质性细胞器。（   ）

4. 在高尔基复合体的顺面膜囊上存在 M6P 的受体，这样溶酶体的酶可与其他蛋白区分开来，并得以浓缩，最后以出芽的方式转运到溶酶体中。（   ）

5. 过氧化物酶体由一层单位膜包裹形成，一般呈圆形或卵圆。（   ）

6. 过氧化物酶体含 40 多种酶，其中尿酸氧化酶的含量极高，但不同过氧化物酶体所含酶不同。（   ）

三、参考答案

（一）单项选择

1. C 2. A 3. D 4. D 5. D 6. B 7. D 8. B 9. C 10. C 11. D 12. B 13. D 14. C 15. A 16. A 17. B 18. B 19. C

（二）多项选择

1. BCD 2. BCD 3. BD 4. ABCD 5. ABC 6. ABCD

（三）判断题

1. × 2. × 3. √ 4. × 5. √ 6. √

（章 欢）

Ⅳ 线 粒 体

一、知识点

1. 掌握线粒体的形态结构及主要功能。

2. 理解线粒体的半自主性。

3. 了解线粒体与疾病发生的关系。

二、练习题

（一）单项选择

1. 下列哪种细胞器为膜相结构?（　　）

A. 中心体　　　　　　　B. 细胞骨架　　　　　C. 核糖体　　　　D. 线粒体

2. 属半自主性的细胞器是（　　）。

A. 核糖体　　　　　　　B. 高尔基复合体　　　C. 溶酶体　　　　D. 线粒体

3. 在肿瘤细胞中线粒体（　　）。

A. 数量增多嵴数减少　　　　　　　　　B. 数量减少嵴数增多

C. 数量和嵴数均减少　　　　　　　　　D. 数量和嵴数均增多

4. 在人体中不含线粒体的细胞是（　　）。

A. 白细胞　　　　　　　B. 肝细胞　　　　　C. 成熟红细胞　　D. 精子

5. 下列关于线粒体的描述错误的是（　　）。

A. 含有自己的 DNA　　　　　　　　　B. 细胞的动力工厂

C. 能完全合成自己的 DNA　　　　　　　D. 为双层膜结构

6. 可在光学显微镜下见到的结构是（　　）。

A. 微粒体　　　　　　　B. 过氧物酶体　　　C. 溶酶体　　　　D. 线粒体

7. 由两层单位膜围成的细胞器是（　　）。

A. 高尔基复合体　　　　B. 溶酶体　　　　　C. 线粒体　　　　D. 内质网

8. 可自由穿过线粒体内膜的物质是（　　）。

A. H^+　　　　　　　　B. O_2　　　　　　C. ATP　　　　　D. ADP

9. 葡萄糖细胞氧化的步骤中在细胞质中进行的是（　　）。

A. 糖酵解　　　　　　　B. 三羧酸循环　　　C. 氧化磷酸化　　D. 乙酰 CoA 生成

10. 线粒体半自主性的一个重要方面体现于下列哪一事实?（　　）

A. 线粒体 DNA 能独立复制

B. 线粒体含有核糖体

C. 在遗传上由线粒体基因组和细胞核基因组共同控制

D. 线粒体 DNA 与细胞核 DNA 的遗传密码有所不同

11. 关于线粒体的结构哪一种说法是不正确的?（　　）

A. 是由单层膜包裹而成的细胞器　　　　B. 是由双层单位膜封闭的细胞器

C. 线粒体嵴上有许多基粒　　　　　　　D. 是含 DNA 的细胞器

12. 线粒体的功能是（　　）。

A. 蛋白质合成场所　　　　　　　　　　B. 营养和保护作用

C. 细胞的供能中心　　　　　　　　　　D. 物质储存与加工

13. 下列细胞中含线粒体最多的是（　　　）。

A. 上皮细胞　　　　　B. 心肌细胞　　　　　C. 成熟红细胞　　　D. 成纤维细胞

14. 合成 ATP 的关键部位是（　　　）。

A. 线粒体嵴　　　　　　　　　　　　　B. 线粒体基粒

C. 线粒体基粒的头部　　　　　　　　　　D. 线粒体基粒的基片

15. 动物细胞产生氧自由基的主要细胞器是（　　　）。

A. 中心体　　　　　　B. 溶酶体　　　　　C. 核糖体　　　　　D. 线粒体

16. 氰化物中毒，是由于抑制了（　　　）的功能。

A. 中心体　　　　　　B. 线粒体　　　　　C. 内质网　　　　　D. 核糖体

17. 细胞氧化中"电子传递和氧化磷酸化偶联作用"发生在（　　　）。

A. 线粒体内膜上　　　B. 线粒体基质中　　C. 细胞质中　　　　D. 线粒体外膜上

18. "三羧酸循环"发生于线粒体的（　　　）。

A. 外膜　　　　　　　B. 内膜　　　　　　C. 膜间腔　　　　　D. 基质

（二）多项选择

1. 下列细胞器中哪些属于非膜相结构?（　　　）

A. 中心体　　　　　　B. 微管　　　　　　C. 核糖体　　　　　D. 线粒体

2. 人类基因组存在于（　　　）

A. 高尔基复合体　　　B. 细胞核　　　　　C. 线粒体　　　　　D. 溶酶体

3. 下列细胞器中哪些是由双层膜包裹的?（　　　）

A. 细胞核　　　　　　B. 内质网　　　　　C. 线粒体　　　　　D. 高尔基复合体

4. 线粒体基质含有（　　　）。

A. DNA 分子　　　　　B. RNA 分子　　　　C. 核糖体　　　　　D. 溶酶体

5. 线粒体的特征有（　　　）。

A. 细胞内分解各种物质的场所　　　　　　B. 细胞内供能中心

C. 具双层膜结构　　　　　　　　　　　　D. 光镜下呈线状或颗粒状

6. 线粒体的超微结构有（　　　）。

A. 外膜　　　　　　　B. 内膜　　　　　　C. 膜间腔　　　　　D. 嵴间腔

7. 在细胞氧化过程中，主要发生在线粒体内膜上的是（　　　）。

A. 氧化磷酸化　　　　B. 三羧酸循环　　　C. 电子传递　　　　D. 糖酵解

8. 线粒体增殖的方式有（　　　）。

A. 出芽分裂　　　　　B. 有丝分裂　　　　C. 收缩后分离　　　D. 间壁分离

（三）判断题

1. 细胞内含有 DNA 的细胞器是线粒体。（　　　）

2. 具有双层膜的细胞器是线粒体。（　　　）

3. 经常活动的运动员，其肌细胞中的线粒体要比不经常运动的人多。（　　　）

4. 线粒体 DNA 为单链环状分子。（　　　）

5. 线粒体遗传表现为母系遗传。（　　　）

6. 线粒体遗传系统不需细胞核遗传系统的调控。（　　　）

7. 人类核基因组和线粒体基因组均有大量的外显子和内含子。（　　　）

8. 细胞氧化功能的强弱，与线粒体内膜嵴上的基粒数量成正比。（　　　）

9. 线粒体不仅含有自己的遗传物质 mtDNA，而且含有 3 种 RNA 和核糖体。（　　　）

10. 细胞氧化指的是细胞内的供能物质在酶的催化下氧化分解成 CO_2 和 H_2O，同时释放能量的过程。（　　　）

11. 线粒体是具有两层单位膜的细胞器，属于内膜系统。（　　　）

12. 动物细胞所需的 ATP 只能由线粒体产生。（　　　）

13. 动物的组织中每个细胞只有一个线粒体。（　　　）

14. 线粒体形态、大小、数量可随细胞内外环境改变。（　　　）

三、参考答案

（一）单项选择

1. D　2. D　3. C　4. C　5. C　6. D　7. C　8. B　9. A　10. C　11. A　12. C　13. B　14. C　15. D　16. B　17. A　18. D

（二）多项选择

1. ABC　2. BC　3. AC　4. ABC　5. BCD　6. ABCD　7. AC　8. ACD

（三）判断题

1. ×　2. ×　3. √　4. ×　5. √　6. ×　7. ×　8. √　9. √　10. √　11. ×　12. ×　13. ×　14. √

（杨俊宝）

V　细胞的支持和运动细胞器

一、知识点

1. 掌握细胞质骨架的种类；微丝、微管、中间纤维的化学组成；细胞骨架的功能；中心粒的结构和功能。

2. 熟悉微丝、微管、中间纤维的形态结构。

3. 了解细胞骨架异常与疾病的关系。

二、练习题

（一）单项选择

1. 细胞质骨架中没有极性的是（　　　）。

A. 微丝　　　B. 二联微管　　　C. 三联微管　　　D. 中间纤维

2. 细胞质骨架中直径最小的是（　　　）。

A. 微丝　　　B. 二联微管　　　C. 三联微管　　　D. 中间纤维

3. 不具有分子马达作用的蛋白是（　　　）。

A. 肌球蛋白　　　B. 肌动蛋白　　　C. 动力蛋白　　　D. 驱动蛋白

4. 破坏微丝聚合的化学药物是（　　）。

A. 秋水仙碱　　　B. 紫杉醇　　　　　C. 鬼笔环肽　　　　　D. 细胞松弛素 B

5. 与微丝关系不密切的是（　　）。

A. 胞质环流　　　B. 胞质分裂　　　　C. 染色体运动　　　　D. 微绒毛

6. 微管组织中心能生成新的微管，主要因为其含有（　　）。

A. α 微管蛋白　　B. β 微管蛋白　　　C. γ 微管蛋白　　　　D. MAP1

7. 参与细胞间桥粒形成的主要细胞骨架成分是（　　）。

A. 微管　　　　　B. 微丝　　　　　　C. 中间纤维　　　　　D. 微管蛋白

8. 促进微管解聚的化学药物是（　　）。

A. 秋水仙碱　　　B. 紫杉醇　　　　　C. 鬼笔环肽　　　　　D. 细胞松弛素 B

（二）多项选择

1. 微管的化学组成包括（　　）。

A. α 微管蛋白　　B. β 微管蛋白　　　C. γ 微管蛋白　　　D. α-肌动蛋白

2. 微管在细胞中的存在形式有（　　）。

A. 单微管　　　　B. 二联微管　　　　C. 三联微管　　　　D. 多联微管

3. 微丝的化学组成包括（　　）。

A. α-肌动蛋白　　B. β-肌动蛋白　　　C. γ-肌动蛋白　　　D. 驱动蛋白

4. 中间纤维的化学成分较复杂，包括（　　）。

A. 角蛋白纤维　　B. 结蛋白纤维　　　C. 神经元纤维　　　D. 波形纤维

5. 细胞质骨架功能包括（　　）。

A. 支撑细胞结构　　　　　　　　B. 参与细胞运动

C. 参与细胞物质运输　　　　　　D. 合成蛋白

6. 中心体的功能包括（　　）。

A. 参与细胞分裂　　　　　　　　B. 参与细胞能量代谢

C. 参与纺锤体形成　　　　　　　D. 参与染色体组装

7. 动物细胞中微管组织中心包括（　　）。

A. 中心体　　　　B. 鞭毛的基体　　　C. 高尔基复合体　　D. 纤毛的基体

8. 微丝组装过程需要经历（　　）。

A. 成核期　　　　B. 稳定期　　　　　C. 聚合期　　　　　D. 鞭毛期

9. 与肌肉收缩相关的是（　　）。

A. 微管蛋白　　　B. 肌球蛋白　　　　C. 肌钙蛋白　　　　D. 原肌球蛋白

10. 微丝的功能包括（　　）。

A. 细胞分裂　　　B. 维持细胞形态　　C. 鞭毛摆动　　　　D. 肌肉收缩

（三）判断题

1. 微管具有踏车行为。（　　）

2. 中间纤维由杆状蛋白组成。（　　）

3. 中心粒由 9 组单微管构成。（　　）

4. 人体肌肉收缩与微丝有关。（　　）

5. 细胞骨架形成的网架结构系统不再解聚。（　　）

6. 微管、微丝和中间纤维都具有极性，有正端和负端。（　　　）

7. 微管马达蛋白可以参与细胞内囊泡和颗粒物质的定向运输。（　　　）

8. 微管增多是肿瘤细胞和恶性转化细胞的重要特征之一。（　　　）

9. 在细胞周期中，中心粒在 S 期复制。（　　　）

10. 线粒体等细胞器在细胞内的分布与微管有密切关系。（　　　）

三、参考答案

（一）单项选择

1. D　2. A　3. B　4. D　5. C　6. C　7. C　8. A

（二）多项选择

1. ABC　2. ABC　3. ABC　4. ABCD　5. ABC　6. ABC　7. ABD　8. ABC　9. BCD
10. ABD

（三）判断题

1. √　2. √　3. ×　4. √　5. ×　6. ×　7. √　8. ×　9. √　10. √

（张云香）

Ⅵ　核　糖　体

一、知识点

1. 掌握核糖体的结构组成；核糖体的化学组成；核糖体类型；核糖体大、小亚基功能；核糖体功能。

2. 熟悉核糖体与蛋白质合成的关系。

3. 了解核糖体异常与疾病的关系。

二、练习题

（一）单项选择

1. 核糖体的功能是（　　　）。

A. 合成糖类　　　B. 合成蛋白质　　　　C. 合成 ATP　　　　D. 合成脂类

2. 真核生物核糖体中蛋白质占（　　　）。

A. 1/3　　　　B. 2/3　　　　　C. 3/5　　　　　D. 2/5

3. 细胞中核糖体合成多肽是以（　　　）形式合成。

A. 单核糖体　　B. 多聚核糖体　　　　C. DNA　　　　D. RNA

4. 多肽链的氨基酸顺序取决于（　　　）。

A. rRNA　　　B. tRNA　　　　　C. DNA　　　　D. mRNA 的阅读框

5. 合成分泌蛋白的场所是（　　　）。

A. 线粒体　　　B. 细胞核　　　　C. 游离核糖体　　　D. 附着核糖体

6. 生物编码氨基酸的密码子是（　　　）。

A. 16个   B. 20个   C. 64个   D. 61个

（二）多项选择

1. 原核生物核糖体的化学组成是（   ）。
A. 3种rRNA   B. 4种rRNA   C. 52种蛋白质   D. 82种蛋白质
2. 真核生物核糖体的化学组成是（   ）。
A. 3种rRNA   B. 4种rRNA   C. 52种蛋白质   D. 82种蛋白质
3. 疾病发生时核糖体异常，包括（   ）。
A. 解聚   B. 脱粒   C. 聚合   D. 附着
4. 游离核糖体合成的蛋白质包括（   ）。
A. 血红蛋白   B. 肌动蛋白   C. 抗体   D. 激素
5. 附着核糖体合成的蛋白质包括（   ）。
A. 血红蛋白   B. 肌动蛋白   C. 抗体   D. 激素
6. 核糖体上与蛋白质合成有关的位点包括（   ）。
A. mRNA结合位点   B. P位点
C. E位点   D. A位点

（三）判断题

1. 核糖体由rRNA和蛋白质组成。（   ）
2. 核糖体是一个直径15～25nm的致密核糖核蛋白颗粒，是一种非膜相结构的细胞器。
（   ）
3. 核糖体是细胞内数量最多的细胞器。（   ）
4. 核糖体大、小亚基的结合和解离依细胞的生理状态和Mg^{2+}的浓度而变化。（   ）
5. 核糖体通常以大小亚基的形式存在于细胞质中，在合成蛋白质时，大小亚基结合，蛋白合成结束时，大小亚基解离。（   ）
6. 细胞内各种多肽的合成，分子量大的或是mRNA长的，单位时间内所合成的多肽分子数目越多。（   ）
7. 附着核糖体和游离核糖体的比例变化与肿瘤的恶变程度有关。（   ）

三、参考答案

（一）单项选择

1. B   2. D   3. B   4. D   5. D   6. D

（二）多项选择

1. AC   2. BD   3. AB   4. AB   5. CD   6. ABCD

（三）判断题

1. √   2. √   3. √   4. √   5. √   6. ×   7. √

（蔡晓明）

第四节　细　胞　核

一、知识点

1. 掌握核膜的结构；染色质与染色体的概念；染色质的分子结构；染色体的形态特征；核仁的形态结构。

2. 熟悉染色质的化学组成及类型；染色体的组装。

3. 了解核孔的结构；核基质与核骨架。

二、练习题

（一）单项选择

1. 关于细胞核下列哪种叙述是错误的？（　　　）

A. 原核细胞和真核细胞主要区别是有无完整的核

B. 核的主要功能是贮存遗传信息

C. 是动物细胞中体积最大的细胞器

D. 每个真核细胞只能有一个核

2. 通常在电镜下可见核外膜与细胞质中哪种细胞器相连？（　　　）

A. 高尔基复合体　　　　B. 溶酶体　　　　　　C. 线粒体　　　　　D. 糙面内质网

3. 核被膜上由内外核膜局部融合形成的结构称（　　　）。

A. 核周间隙　　　　　　B. 核纤层　　　　　　C. 核孔　　　　　　D. 核基质

4. 关于核膜下列哪项叙述是错误的？（　　　）

A. 由两层单位膜组成　　　　　　　　　　B. 有核孔

C. 核膜外层有核糖体附着　　　　　　　　D. 是封闭的膜结构

5. 核被膜的哪一部分上具有核糖体？（　　　）

A. 核内膜　　　　　　　B. 核外膜　　　　　　C. 核周间隙　　　D. 核孔

6. 一般认为核膜来源于（　　　）。

A. 质膜　　　　　　　　B. 线粒体膜　　　　　C. 溶酶体膜　　　D. 内质网膜

7. 遗传信息主要贮存在（　　　）。

A. 染色质　　　　　　　B. 核仁　　　　　　　C. 核膜　　　　　D. 核基质

8. 核小体的化学成分是（　　　）。

A. RNA 和非组蛋白　　　　　　　　　　　B. RNA 和组蛋白

C. DNA 和组蛋白　　　　　　　　　　　　D. DNA 和非组蛋白

9. 核小体中的组蛋白八聚体是指（　　　）。

A. $2H_1+2H_2B+2H_3+2H_4$　　　　　　B. $2H_1+2H_2A+2H_2B+2H_3$

C. $2H_1+2H_2A+2H_3+2H_4$　　　　　　D. $2H_2A+2H_2B+2H_3+2H_4$

10. 异染色质是（　　　）。

A. 高度凝集和转录活跃的　　　　　　　　B. 高度凝集和转录不活跃的

C. 松散和转录活跃的　　　　　　　　　　D. 松散和转录不活跃的

11. 哪个是染色质的基本结构？（　　　）

A. 组蛋白　　　　　　　B. 螺线管　　　　　　C. 超螺线管　　　D. 核小体

12. 染色质的主要组成成分为（　　）。

A. DNA 和 RNA
B. DNA 和组蛋白
C. RNA 和非组蛋白
D. 组蛋白和非组蛋白

13. 位于染色体着丝点和臂两端，由高度重复序列组成的染色质是（　　）。

A. 常染色质
B. 组成性异染色质
C. 兼性异染色质
D. 核仁相随染色质

14. 在分子组成上染色体与染色质（　　）。

A. 组蛋白不同
B. 非组蛋白的种类不一样
C. 没有区别
D. 碱基数量不同

15. 位于染色体末端由异染色质构成的结构是（　　）。

A. 着丝粒
B. 着丝点
C. 随体
D. 端粒

16. 人类没有的染色体类型是（　　）。

A. 近端着丝粒染色体
B. 中央着丝粒染色体
C. 端着丝粒染色体
D. 近中着丝粒染色体

17. 染色质与染色体的关系正确的是（　　）。

A. 是同一物质在细胞周期中同一时期的不同表现
B. 是同一物质在细胞周期中不同时期的形态表现
C. 不是同一物质，故形态不同
D. 是同一物质，且形态相同

18. 下列那种结构在细胞周期中具有周期性变化？（　　）

A. 核仁
B. 核孔
C. 线粒体
D. 核糖体

19. 核糖体亚单位在下列哪一结构中形成？（　　）

A. 核仁
B. 核基质
C. 细胞质基质
D. 内质网

20. 核仁的功能之一是（　　）。

A. 合成 DNA
B. 合成 mRNA
C. 合成 rRNA
D. 合成 tRNA

21. 细胞内的生命控制中心是（　　）。

A. 内质网
B. 高尔基复合体
C. 溶酶体
D. 细胞核

22. 下列关于细胞核功能的叙述中，最本质的是（　　）。

A. 细胞核与生物的遗传和变异有关
B. 细胞进行有丝分裂时，核先分裂
C. 细胞核与生命的延续性密切相关
D. 细胞核是遗传物质贮存和复制的场所

（二）多项选择

1. 细胞核的化学成分有（　　）。

A. DNA
B. RNA
C. 组蛋白
D. 非组蛋白

2. 核被膜的主要功能是（　　）。

A. 屏障功能
B. 控制核质间的物质和信息交换
C. 参与染色质和染色体的定位
D. 参与 DNA 的复制

3. 光学显微镜下可观察到的结构是（　　）。

A. 核仁   B. 染色体   C. 染色质   D. 核小体

4. 核膜的结构特点包括（   ）。

A. 由两层单位膜构成   B. 有核孔存在

C. 常与内质网相连   D. 外膜表面光滑

5. 哪些结构是由异染色质组成的？（   ）

A. 着丝粒   B. 随体   C. 染色体短臂   D. 次缢痕

6. 染色体的化学成分有（   ）。

A. DNA   B. RNA   C. 组蛋白   D. 非组蛋白

7. 常染色质与异染色质的区别在于（   ）。

A. 在核内的分布不同   B. 化学成分不同

C. 转录活性不同   D. 折叠和螺旋化程度不同

8. 核仁中的核酸有（   ）。

A. DNA   B. mRNA   C. tRNA   D. rRNA

9. 在蛋白质合成旺盛的细胞中，（   ）。

A. 核糖体增多   B. 核仁体积增大

C. 核孔数目增多   D. 异染色质增多

10. 对核仁的描述，下列选项正确的有（   ）。

A. 核仁是无膜的网状结构

B. 核仁的主要成分是蛋白质、RNA 和 DNA

C. 核仁的 DNA 具有转录 mRNA 的功能

D. 核仁在间期存在，分裂期消失

11. 细胞核的功能包括（   ）。

A. 贮存遗传信息   B. 复制遗传信息

C. 转录遗传信息   D. 调控细胞代谢

12. 间期细胞核中可见（   ）。

A. 常染色质   B. 异染色质   C. 核仁   D. 染色体

（三）判断题

1. 失去细胞核的细胞不能继续增殖。（   ）

2. 真核细胞 DNA 的转录在细胞核中，RNA 的翻译在细胞核外。（   ）

3. 在人类有 5 对染色体与核仁的形成有关。（   ）

4. 染色体有利于遗传物质的表达，而染色质有利于遗传物质的平均分配。（   ）

5. 核仁是细胞核的一种结构，任何时候都可以看到。（   ）

6. 组蛋白和非组蛋白一样都是碱性蛋白质。（   ）

7. 端粒在人类染色体中是不可缺少的稳定染色体结构的组成成分。（   ）

8. 每条染色体上都有核仁组织区。（   ）

9. 某些染色体或染色体片段具有异固缩现象，这种染色体被称为异染色质。（   ）

10. 同一有机体的不同组织中，核仁的大小和数目都有很大的差异，这种变化和细胞中蛋白质合成的旺盛程度有关。（   ）

11. 原核细胞在电镜下可发现核膜、核仁、染色质与核基质。（   ）

12. 分化细胞中兼性染色质增多说明一种可能性：通过染色质折叠是关闭基因的一种方式。（　　）

三、参考答案

（一）单项选择

1. D　2. D　3. C　4. D　5. B　6. D　7. A　8. C　9. D　10. B　11. D　12. B　13. B　14. C　15. D　16. C　17. B　18. A　19. A　20. C　21. D　22. D

（二）多项选择

1. ABCD　2. ABC　3. ABC　4. ABC　5. ABD　6. ABCD　7. ACD　8. AD　9. ABC　10. ABD　11. ABCD　12. ABC

（三）判断题

1. √　2. √　3. √　4. ×　5. ×　6. ×　7. √　8. ×　9. √　10. √　11. ×　12. √

（刘　云）

第五节　细胞的繁殖

一、知识点

1. 掌握细胞周期的概念；细胞周期各时相的特点。
2. 熟悉细胞增殖的方式。
3. 了解细胞周期的调控；细胞周期与临床医学。

二、练习题

（一）单项选择

1. G_1 期 PCC 为（　　），S 期 PCC 为（　　），G_2 期 PCC 为（　　）。

A. 粉末状，细单线状，双线状　　　　B. 细单线状，粉末状，双线状
C. 双线状，细单线状，粉末状　　　　D. 双线状，粉末状，细单线状

2. RNA 和微管蛋白的合成发生在（　　）。

A. G_1 期　　　　B. S 期　　　　C. G_2 期　　　　D. M 期

3. 有丝分裂器的形成是在（　　）。

A. 间期　　　　B. 前期　　　　C. 中期　　　　D. 后期

4. 对药物的作用相对不敏感的时期是（　　）。

A. G_1 期　　　　B. S 期　　　　C. M 期　　　　D. G_2 期

5. 细胞周期蛋白依赖激酶是指（　　）。

A. cyclinA　　　　B. cyclinB　　　　C. cyclinC　　　　D. cdkl 等

6. 在细胞同步化的实验中，秋水仙素是常用的一种试剂，其作用机制是（　　）。

A. 抑制了二氢叶酸还原酶的活性　　　B. 促进胸苷的合成
C. 促进三磷酸腺苷的合成　　　　　　D. 抑制纺锤体微管的聚合

7. 在细胞周期中,(　　　)最适合研究染色体形态结构。

A. 间期　　　　　　　B. 前期　　　　　　　C. 中期　　　　　　　D. 后期

8. 用适当浓度的秋水仙素处理分裂期细胞,可导致(　　　)。

A. 姐妹染色单体不分离

B. 微管破坏

C. 微管和微丝都被破坏,使细胞不能分裂

D. 姐妹染色单体分开,但不向两极移动

9. 染色单体向细胞两极分离是在有丝分裂的(　　　)。

A. 末期　　　　　　　B. 中期　　　　　　　C. 后期　　　　　　　D. 前期

10. 成熟促进因子是在(　　　)合成的。

A. G_1 期　　　　　　B. S 期　　　　　　　C. G_2 期　　　　　　D. M 期

11. 当细胞进入 M 期后下列哪些现象不发生?(　　　)

A. 染色质浓缩

B. 组蛋白 H1 脱磷酸化

C. 核膜、内质网和高尔基复合体发生变化

D. 纺锤体形成

12. 细胞周期的长短取决于(　　　)。

A. G_1 期　　　　　　B. S 期　　　　　　　C. G_2 期　　　　　　D. M 期

13. 在细胞周期中,核仁、核膜要消失,这一消失出现在(　　　)。

A. G_1 期　　　　　　B. S 期　　　　　　　C. G_2 期　　　　　　D. M 期

14. 同步生长于 M 期的 HeLa 细胞与另一个同步生长的细胞融合,除看到中期染色体外还见到凝缩成粉末状的染色体,推测这种同步生长的细胞是处于(　　　)。

A. G_1 期　　　　　　B. S 期　　　　　　　C. G_2 期　　　　　　D. M 期

15. Cdc_2 基因的产物是(　　　)。

A. 细胞周期蛋白　　　　　　　　　　B. P53

C. 细胞周期蛋白依赖性蛋白激酶　　　D. CAK

16. 如果将一个处于 S 期的细胞与一个处于 G_1 期的细胞融合,那么(　　　)。

A. G_1 期细胞核将会进入 S 期　　　　B. S 期细胞核将会进入 G_1 期

C. 两个核均进入 G_2 期　　　　　　　D. 两个核均被抑制

17. 细胞对药物比较敏感的时期是(　　　)。

A. G_1 期　　　　　　B. G_2 期　　　　　　C. M 期　　　　　　　D. G_0 期

18. 有丝分裂中染色体达到最大凝集且较为集中便于辨认的最佳时期是(　　　)。

A. 早前期　　　　　　B. 中期　　　　　　　C. 后期　　　　　　　D. 末期

19. 有丝分裂中期最主要的特征是(　　　)。

A. 染色体排列在赤道面上　　　　　　B. DNA 复制

C. 核膜破裂　　　　　　　　　　　　D. 姐妹染色体各迁向一边

20. 生物体内存在一类暂时不能进行细胞分裂但给予适当刺激后则可恢复增殖能力的细胞,它们是(　　　)。

A. G_2 细胞　　　　　B. G_1 细胞　　　　　C. G_0 细胞　　　　　D. M 细胞

21. 有丝分裂前期的动物细胞中有中心粒(　　　)。

A. 一对　　　　　　B. 两对　　　　　　C. 一个　　　　　D. 无

22. 关于 G_2 期的特点，不正确的是（　　）。

A. 为 M 期提供物质准备　　　　　　B. 合成微管蛋白

C. 合成 DNA　　　　　　D. 合成有丝分裂因子

23. 细胞周期中 S 期的主要生化特点是（　　）。

A. 迅速合成 RNA 和蛋白质　　　　　　B. DNA 复制

C. 进行各种物质的合成和储备能量　　　　　　D. 合成组蛋白，中心粒分离

24. 细胞周期中，间期不包括（　　）。

A. G_1 期　　　　　B. G_2 期　　　　　C. G_3 期　　　　　D. S 期

25. 若在显微镜下观察到的某细胞具有核仁，并且核物质与细胞质的界线清晰，则可判定此细胞处于细胞周期的（　　）。

A. 间期　　　　　　B. 前期　　　　　　C. 中期　　　　　D. 后期

26. 在细胞分裂中期与纺锤体的动粒微管相连，保证染色体平均分配到两个子细胞中的结构是（　　）。

A. 复制源　　　　　B. 着丝粒　　　　　C. 端粒　　　　　D. 动粒

27. 关于细胞周期限制点的表述，错误的是（　　）。

A. 限制点对正常细胞周期运转并不是必需的

B. 它的作用是细胞遇到环境压力或 DNA 受到损伤时使细胞周期停止的"刹车"作用，对细胞进入下一期之前进行"检查"

C. 细胞周期有四个限制点：G_1/S、S/G_2、G_2/M 和 M/G_1 限制点

D. 最重要的是 G_1/S 限制点

28. 细胞周期正确的顺序是（　　）。

A. G_1-M-G_2-S　　B. G_1-G_2-S-M　　C. G_1-M-G_2-S　　D. G_1-S-G_2-M

29. MPF 的主要作用调控细胞周期中（　　）。

A. G_1 期向 S 期转换　　　　　　B. G_2 期向 M 期转换

C. 中期向后期转换　　　　　　D. S 期向 G_2 期转换

30. 休眠期细胞是暂时脱离细胞周期，不进行增殖，但在适当刺激下可以重新进入细胞周期的细胞。下列属于休眠期细胞的是（　　）。

A. 肝细胞　　　　　　B. 神经细胞

C. 上皮组织基底细胞　　　　　　D. 肌细胞

31. 在细胞周期的 G_2 期，细胞核的 DNA 含量为 G_1 期的（　　）。

A. 1/2 倍　　　　　B. 1 倍　　　　　C. 2 倍　　　　　D. 不变

32. 中心粒的复制完成于（　　）。

A. G_1 期　　　　　B. S 期　　　　　C. G_2 期　　　　　D. M 期

33. G_0 期细胞一般是从（　　）脱离了细胞周期。

A. G_1 期　　　　　B. S 期　　　　　C. G_2 期　　　　　D. M 期

34. 在有丝分裂过程中，使用（　　）可以抑制纺锤体的形成。

A. 秋水仙素　　　B. 紫杉醇　　　C. 羟基脲　　　D. 细胞松弛素

35. MPF 不能促进（　　）。

A. 卵母细胞成为卵细胞　　　　　　B. 卵巢发育

C. G_2 期向 M 期转化　　　　　　　　D. 蛋白磷酸化

（二）多项选择

1. 下列哪些结构在细胞周期中具有周期性变化？（　　　）

A. 线粒体　　　　B. 溶酶体　　　　C. 核仁　　　　D. 核膜

2. 对细胞周期的调控，下列哪些因素起作用？（　　　）

A. 生长因子　　　　B. 胆固醇　　　　C. 癌基因　　　　D. cAMP 和 cGMP

3. 与动物细胞质分裂有关的是（　　　）。

A. 收缩环　　　　B. 微管蛋白　　　　C. 肌动蛋白　　　　D. 肌球蛋白

4. 细胞周期的间期特点是（　　　）。

A. 合成 rRNA、mRNA、tRNA

B. 组装有丝分裂器

C. 染色质的复制

D. 主要为细胞分裂准备物质（包括能量）

5. 影响细胞增殖的因素主要包括（　　　）。

A. 生长因子和生长因子受体　　　　B. 抑素

C. 癌基因与抑癌基因　　　　D. cdc 基因

6. DNA 损伤的细胞，细胞周期"检查站"将之阻断在（　　　）。

A. S 期　　　　B. G_1 期　　　　C. G_2 期　　　　D. M 期

7. 有关肿瘤的描述正确的是（　　　）。

A. 一种细胞周期疾病　　　　B. 一种多基因病

C. DNA 监控机制破坏　　　　D. 纺锤体监控机制破坏

8. 细胞有丝分裂前期发生的事件有（　　　）。

A. 确定分裂极　　　　B. 染色体形成

C. 染色体排列在赤道板上　　　　D. 核膜消失

9. 关于细胞周期，叙述正确的是（　　　）。

A. 间期经历的时间比 M 期长　　　　B. 间期处于休止状态

C. RNA 从 G_1 期开始合成　　　　D. 前期染色质凝集成染色体

10. 属于有丝分裂器的结构是（　　　）。

A. 溶酶体　　　　B. 中心体　　　　C. 纺锤体　　　　D. 染色体

11. 肿瘤细胞生长迅速的原因是（　　　）。

A. 细胞周期短　　　　B. G_0 期细胞少　　　　C. 增殖细胞少　　　　D. 细胞周期失控

12. 着丝点与着丝粒的关系是（　　　）。

A. 着丝粒就是着丝点

B. 着丝点和着丝粒是位于主缢痕区的不同结构

C. 着丝粒是着丝点上的附加结构

D. 着丝点是主缢痕区外侧特化的盘状结构，着丝粒是内侧的颗粒状结构

（三）判断题

1. 肿瘤细胞的恶化主要与其细胞的快速增殖有关。（　　　）

2. 细胞的有丝分裂是 DNA 复制一次，细胞分裂一次；而减数分裂则是染色体复制一

次，细胞连续分裂二次。（　　）

3. 抑癌基因发生突变，可以诱发肿瘤发生。（　　）

4. 核仁在细胞周期中具有周期性变化。（　　）

5. 细胞周期各时相中持续时间最短的应该是间期。（　　）

6. 有丝分裂中期的每条染色体含有 2 条姐妹染色单体和 2 个着丝粒。（　　）

7. 细胞周期时间是指从上一次分裂开始到下一次分裂结束之间的时间。（　　）

8. 动粒又称着丝点，是供纺锤体的动粒微管附着的结构。（　　）

9. 动植物细胞纺锤体的中心体里都有两个中心粒。（　　）

10. 除非有足够的营养成分，细胞将不会从 G_1 期进入 M 期。（　　）

11. G_0 期细胞是永远失去了分裂能力的细胞。（　　）

12. 真核生物细胞周期的 S 期，整个 DNA 的合成是同步的。（　　）

13. S 期是细胞周期中唯一合成 DNA 的时期，因此 S 期也是决定细胞繁殖速度的重要时期。（　　）

14. 不同生物细胞的细胞周期有差异，而细胞周期的长短主要是由于 G_0 期的长短不同所致。（　　）

15. 有丝分裂是体细胞增殖的方式，而生殖细胞只进行减数分裂。（　　）

16. 所有染色体次缢痕部位的染色质在间期形成核仁结构。（　　）

17. 在细胞周期中，在 G_1/S 和 G_2/M 处都存在限制点。（　　）

三、参考答案

（一）单项选择

1. B　2. C　3. B　4. D　5. D　6. D　7. C　8. B　9. C　10. C　11. B　12. A　13. D
14. B　15. C　16. A　17. A　18. B　19. A　20. C　21. B　22. C　23. B　24. C　25. A
26. D　27. A　28. D　29. B　30. A　31. C　32. B　33. A　34. A　35. B

（二）多项选择

1. CD　2. ACD　3. ACD　4. ACD　5. ABCD　6. BC　7. ABCD　8. ABD　9. ACD
10. BCD　11. BD　12. BD

（三）判断题

1. ×　2. √　3. √　4. √　5. ×　6. ×　7. ×　8. √　9. ×　10. ×　11. ×　12. ×
13. ×　14. ×　15. ×　16. ×　17. √

（章　欢）

第六节　细胞分化与衰老死亡

一、知识点

1. 掌握细胞分化的概念；细胞的全能性；细胞衰老的概念、主要特征；细胞凋亡的概念、特征。

2. 熟悉细胞凋亡的机制。

3. 了解影响细胞分化的因素；细胞衰老的机制。

二、练习题

（一）单项选择

1. 下列具有最高全能性的细胞是（　　）。

A. 精细胞　　　　　　B. 卵细胞　　　　　　C. 受精卵　　　　D. 神经细胞

2. 下列哪种细胞的分化程度最高？（　　）

A. 卵细胞　　　　　　B. 癌细胞　　　　　　C. 神经细胞　　　D. 造血干细胞

3. 下列有关细胞衰老主要特征的叙述中，错误的是（　　）。

A. 细胞内的色素会随细胞衰老而逐渐积累

B. 细胞膜通透性改变，物质运输功能降低

C. 呼吸速度减慢，细胞核减小

D. 细胞内水分减少，体积减小

4. 下列各项中，不属于细胞凋亡的是（　　）。

A. 皮肤和消化道上皮每天都会有大量细胞死亡脱落

B. 骨折时造成的细胞死亡

C. 蝌蚪变态发育过程中尾部消失

D. 人的红细胞在经历 120 天左右的寿命后死亡

5. 下列有关细胞凋亡叙述中，正确的是（　　）。

A. 细胞凋亡是因为环境因素的突然变化所导致的细胞死亡

B. 细胞死亡也可以称为细胞凋亡

C. 细胞凋亡是细胞自动结束生命的过程，由严格的遗传机制决定

D. 细胞凋亡对机体可能造成伤害

6. 下列关于细胞分化说法不正确的是（　　）。

A. 细胞分化与生物的发育密切相关

B. 细胞分化是生物界的一种普遍存在的生命现象

C. 细胞分化常常发生在胚胎时期

D. 细胞分化是细胞的形态、结构和生理功能发生稳定性差异的过程

7. 细胞衰老是一种正常的生命现象，人的细胞在衰老过程中不会出现的变化是（　　）。

A. 细胞内有些酶活性降低　　　　　B. 细胞内色素减少

C. 细胞内水分减少　　　　　　　　D. 细胞内呼吸速度减慢

8. 细胞分化、衰老、癌变和凋亡的共同表现是（　　）。

A. 都有遗传物质的改变　　　　　　B. 细胞内酶的活性都降低

C. 都有细胞形态、结构和功能的变化　　D. 细胞核大小都始终不变

9. 下列人体细胞中分化程度最低的是（　　）。

A. 胚胎干细胞　　　B. 造血干细胞　　C. 胰腺细胞　　　　D. 肌肉细胞

10. 细胞分化过程中，一般不会发生改变的是（　　）。

A. 蛋白质种类　　　B. 染色体数目　　C. 细胞的功能　　　D. 基因表达的数目

11. 下列关于细胞分裂、分化、衰老和死亡的叙述，正确的是（　　　）。

A. 细胞分化过程中各种细胞的遗传物质没有改变，但导致细胞的形态和功能各不相同

B. 细胞分裂和细胞分化只存在于受精卵到成体的发育过程中

C. 个体发育过程中细胞分裂、分化和死亡对于生物体都是有积极意义的

D. 多细胞生物细胞的衰老与机体的衰老是同步进行的

12. 下列关于动物细胞编程性死亡的叙述，正确的是（　　　）。

A. 细胞癌变属于细胞编程性死亡　　　　B. 细胞编程性死亡属于正常生理过程

C. 细胞编程性死亡属于细胞分化过程　　D. 细胞编程性死亡与基因表达无关

13. 下列不属于细胞凋亡现象的是（　　　）。

①霜冻导致香蕉植株死亡　　　　　　　②蝌蚪发育成为青蛙过程中尾部消失

③寄主细胞因病毒的增殖释放而死亡　　④花瓣的自然凋落

A. ①②　　　　　　　B. ①③　　　　　　　C. ②④　　　　　　　D. ③④

14. 细胞分化是生物界普遍存在的一种生命现象，下列叙述正确的是（　　　）。

①细胞分化就是细胞在形态和结构上发生稳定性差异的过程

②分化是基因在特定的时间和空间条件下选择性表达的结果

③未离体的体细胞一般不会表现出全能性

④分化过程中遗传物质会改变

A. ①②　　　　　　　B. ②③　　　　　　　C. ①②③　　　　　　D. ①②③④

15. 细胞分化的主要机制是（　　　）。

A. 由于遗传物质的改变　　　　　　　　B. 由于基因的重组

C. 转录水平的控制　　　　　　　　　　D. 翻译水平的控制

16. 下列关于细胞的分化、衰老、凋亡和癌变的叙述，错误的是（　　　）。

A. 细胞分化过程中遗传物质并未发生改变

B. 皮肤上的"老年斑"是细胞凋亡的产物

C. 细胞凋亡对生物体个体发育、机体稳定状态的维持等有着重要作用

D. 癌变是正常细胞发生基因突变的结果

17. 下列关于细胞的生命历程，不正确的是（　　　）。

A. 细胞生长（即细胞体积增大），核糖体数量增加，物质运输效率提高

B. 细胞分化，核遗传物质没有改变，但 mRNA 有变化

C. 细胞癌变，细胞膜上的糖蛋白减少，多个基因发生突变

D. 细胞凋亡，相关基因活动加强，有利于个体的生长发育

18. 关于细胞分化、衰老、凋亡的叙述，正确的是（　　　）。

A. 细胞分化导致细胞中遗传物质改变

B. 婴幼儿体内没有衰老的细胞

C. 细胞凋亡是各种不利因素引起的细胞死亡

D. 效应 T 细胞可诱导靶细胞发生凋亡

19. 在基因表达过程中，不受时间限制的基因是（　　　）。

A. 奢侈基因　　　　B. 管家基因　　　　　C. 分泌蛋白基因　　　　D. 血红蛋白基因

20. 与人体寿命接近的细胞是（　　　）。

A. 毛囊细胞　　　　B. 小肠上皮细胞　　　C. 神经细胞　　　　　　D. 血红细胞

（二）多项选择

1. 下列关于细胞增殖、分化、衰老、凋亡、癌变的叙述合理的是（　　）。

A. 细胞总体的衰老导致个体的衰老，但细胞的衰老不等同于有机体的衰老

B. 体内正常细胞的寿命受分裂次数的限制，细胞增殖受环境的影响

C. 细胞分化是基因选择性表达的结果，细胞全能性的实现与分化无关

D. 不分化与脱分化都可能产生癌细胞，促进细胞凋亡可以治疗癌症

2. 下列关于动物细胞编程性死亡的叙述，不正确的是（　　）。

A. 细胞癌变属于细胞编程性死亡　　　　B. 细胞编程性死亡属于正常生理过程

C. 细胞编程性死亡属于细胞分化过程　　D. 细胞编程性死亡与基因表达无关

3. 下列现象中不属于细胞编程性死亡的是（　　）。

A. 噬菌体裂解细菌的过程　　　　　　　B. 因创伤引起的细胞坏死

C. 造血干细胞产生红细胞的过程　　　　D. 蝌蚪发育成青蛙过程中尾部细胞的死亡

4. 关于个体衰老与细胞衰老的关系，下列说法不正确的是（　　）。

A. 细胞的衰老就是个体的衰老

B. 衰老的生物体内细胞都处于衰老状态

C. 年幼的生物体内没有衰老细胞

D. 总体上看个体衰老的过程是组成个体的细胞普遍衰老的过程

5. 细胞凋亡又称细胞编程性死亡，下列有关叙述正确的是（　　）。

A. 细胞凋亡是细胞在特定条件下的被动死亡过程

B. 细胞凋亡过程以小泡形式形成凋亡小体，需要消耗能量

C. 细胞凋亡发生过程中，细胞内容物不释放出来

D. 细胞凋亡过程中有新蛋白合成，体现了基因的选择性表达

6. 下列关于细胞分化的叙述，正确的是（　　）。

A. 细胞分化意味着不同细胞内合成了功能不同的特异性蛋白质

B. 细胞分化是动物和植物发育的基础，且贯穿于其整个生命进程中

C. 体内已分化的细胞将一直保持分化的状态直至衰老死亡

D. 分化程度越高的细胞分裂能力就越低

7. 在生物的个体发育过程中，之所以由一个受精卵能形成复杂的生物体，主要是下列哪两个生理过程起作用？（　　）

A. 细胞分裂　　　　B. 细胞生长　　　　C. 细胞成熟　　　　D. 细胞分化

8. 具有延缓衰老作用的有（　　）。

A. SOD　　　　B. 维生素 C　　　　C. 维生素 E　　　　D. 臭氧

（三）判断题

1. 单细胞生物和多细胞生物一样都有时间和空间上的分化。（　　）

2. 在细胞分化过程中细胞核起重要作用。（　　）

3. 癌细胞是由正常细胞转化成不受控制恶性增殖的细胞。（　　）

4. 癌细胞都是未分化的细胞。（　　）

5. 不同的组织细胞中，RNA 的种类是一样的。（　　）

6. 人体至少有 200 种不同类型的细胞，启动众多特异性细胞类型分化的调控蛋白至少

有 200 多种。（　　）

7. 细胞坏死和凋亡的形态学特征是一样的。（　　）

8. 细胞的最大分裂次数与其寿命有密切关系，分裂次数少的，寿命长。（　　）

9. 一个细胞一旦转化为一个稳定的类型之后，就不能逆转到未分化状态。（　　）

10. 自噬性细胞死亡是与凋亡相同的一种程序性细胞死亡。（　　）

三、参考答案

（一）单项选择

1. C　2. C　3. C　4. B　5. C　6. C　7. B　8. C　9. A　10. B　11. A　12. B　13. B　14. C　15. C　16. B　17. A　18. D　19. B　20. C

（二）多项选择

1. ABD　2. ACD　3. ABC　4. ABC　5. BCD　6. ABD　7. AD　8. ABC

（三）判断题

1. ×　2. √　3. √　4. ×　5. ×　6. ×　7. ×　8. ×　9. ×　10. ×

（陈保锋）

第三章　繁殖和个体发育

　　繁殖和发育是物种繁衍、个体形成的两个密不可分的重要过程。生物的繁殖是指发育到一定阶段的生物体产生出与自己相似的后代，以延续物种的过程。有性生殖是动物的主要繁殖方式，动物的发育包括胚胎发育和胚后发育两个阶段，前者是指受精卵经过卵裂、囊胚、原肠胚、神经轴胚以及器官发生等阶段，形成与亲代相似的幼小个体；后者则是幼体从卵膜孵化出或从母体分娩以后，经幼年、成年、老年直至衰老、死亡的过程。

一、知识点

　　1. 掌握受精的概念；人类配子发生的基本过程；减数分裂概念及基本过程。
　　2. 熟悉减数分裂与有丝分裂的异同；精卵发生的比较。
　　3. 了解个体发育过程。

二、练习题

（一）单项选择

1. 真核生物进行有性生殖时，通过减数分裂和随机受精使后代 （　　　）。
A. 增加发生基因自由组合的概率　　　　　B. 继承双亲全部的遗传性状
C. 从双亲各获得一半的核 DNA　　　　　D. 产生不同于双亲的基因

2. 有丝分裂与减数分裂过程中均要发生的现象是 （　　　）。
①DNA 复制和有关蛋白质的合成　②纺锤体的形成　③同源染色体配对和分离
④着丝点的分裂　⑤非同源染色体的自由组合　⑥同源染色体间的交叉互换
A. ①②③　　　　　B. ①②④　　　　　C. ①③⑤　　　　　D. ①②④⑥

3. 在受精作用过程中，体现受精实质的是（　　　）。
A. 同类生物的精卵互相识别　　　　　B. 精子的头部进入卵细胞
C. 卵细胞增厚并形成受精膜　　　　　D. 精子和卵细胞的细胞核互相融合

4. 在减数第一次分裂过程中不出现的是（　　　）。
A. 同源染色体配对联会　　　　　B. 同源染色体分离
C. 非同源染色体的自由组合　　　　　D. 着丝点一分为二

5. 下列关于细胞周期的叙述，正确的是（　　　）。
A. 成熟的生殖细胞产生后可立即进入下一个细胞周期
B. 中心粒的倍增发生在前期
C. 分裂间期进行 DNA 的复制和有关蛋白质的合成
D. 生殖细胞形成，是在一个细胞周期内，细胞连续分裂两次

6. 减数第二次分裂的主要特点是（　　　）。
A. 同源染色体分离　　　　　B. 染色体复制
C. 同源染色体联会　　　　　D. 着丝点分裂

7. 下列叙述中，能确定是同源染色体的是（　　　）。

A. 一条来自父方，一条来自母方的染色体

B. 由一条染色体复制而成的两条染色体

C. 在减数分裂过程中联会的两条染色体

D. 形状和大小一般相同的两条染色体

8. 某动物精原细胞在减数分裂过程中形成了四个四分体,则其减数第二次分裂后期的次级精母细胞中染色体数、染色单体数和DNA分子数依次为（　　　）。

A. 4、8、4　　　　　　B. 4、0、4　　　　　　C. 8、16、16　　　　D. 8、0、8

9. 关于细胞分裂的说法，正确的是（　　　）。

A. 真核细胞的分裂方式只包括两种：有丝分裂和减数分裂

B. 有丝分裂分裂期可人为划分为：间期、前期、中期、后期、末期

C. 减数分裂第一次分裂完成时，染色体数目与正常体细胞相比减半

D. 人的成熟红细胞可以进行有丝分裂，蛙的红细胞能进行无丝分裂

10. 现有某动物减数分裂过程中产生的一个极体，染色体数为 M, DNA 分子数为 N 个,且 M 不等于 N,则该动物的一个初级卵母细胞中的染色体数和一个卵原细胞中的DNA分子数分别为（　　　）。

A. M 和 N　　　　B. M 和 $2N$　　　　C. $2M$ 和 N　　　　D. $2M$ 和 $2N$

11. 在减数分裂中，家兔的初级卵母细胞有 22 个四分体,则其卵细胞中染色体数为（　　　）。

A. 1 个　　　　　B. 11 对 22 个　　　C. 不成对的 22 个　　D. 44 个

12. 在生物传种接代过程中，能够使染色体保持一定的稳定性和连续性的重要生理过程是：（　　　）。

①有丝分裂　②无丝分裂　③减数分裂　④受精作用

A. ①②③　　　　　B. ①③④　　　　　C. ③④　　　　　D. ①②③④

13. 遗传规律发生在下列哪个过程中（　　　）。

A. 有丝分裂　　　　B. 减数分裂　　　　C. 受精作用　　　　D. 联会

14. 某动物一对同源染色体上的一对等位基因 Mm，在形成精子的过程中，基因 MM、Mm、mm 的分开分别发生在（　　　）。

①精原细胞形成初级精母细胞过程中　②初级精母细胞形成次级精母细胞过程中

③次级精母细胞形成精子细胞过程中　④精子细胞形成精子过程中

A. ④①④　　　　　B. ②②②　　　　　C. ③②③　　　　　D. ②③②

15. 细胞分裂过程中，染色体和DNA的数目均与体细胞相同的时期是（　　　）。

A. 有丝分裂前期　　　　　　　　　B. 有丝分裂后期

C. 减数第一次分裂前期　　　　　　D. 减数第二次分裂后期

16. 减数分裂与有丝分裂相比较，减数分裂所特有的是（　　　）。

A. DNA 分子的复制　　　　　　　B. 着丝点的分裂

C. 染色质形成染色体　　　　　　　D. 出现遗传物质交叉互换

17. 下列关于精子和卵细胞形成过程的叙述中，错误的是（　　　）。

A. 一个初级精母细胞可形成 4 个精子，一个初级卵母细胞只形成一个卵细胞

B. 精子、卵细胞的形成都要经过变形阶段

C. 精子形成过程中细胞质分裂，卵细胞形成过程中细胞质分裂不均等

D. 精原细胞和卵原细胞是通过有丝分裂形成的

18. 下图为三个处于分裂期细胞的示意图，下列叙述中正确的是（　　）。

A. 甲可能是丙的子细胞

B. 乙、丙细胞不可能来自同一个体

C. 具有姐妹染色单体的细胞是乙和丙

D. 甲、乙、丙三个细胞均含有同源染色体

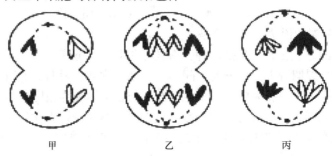

甲　　　　　　　乙　　　　　　　丙

19. 如果发现一个动物细胞中出现了染色体两两配对的现象，则下列说法中正确的是（　　）。

A. 此细胞的染色体上具有染色单体

B. 这种组织可能来自肝脏

C. 产生的子细胞中染色体与母细胞保持一致

D. 此细胞中的染色体数和 DNA 分子数是体细胞的两倍

20. 在某哺乳动物（体细胞染色体数=24）的睾丸中，细胞甲和细胞乙的染色体、染色单体、核 DNA 分子数依次是 24、48、48 和 12、24、24。下列关于细胞甲和细胞乙的分裂方式的判断正确的是（　　）。

A. 细胞甲、乙可能都在进行减数分裂

B. 细胞甲、乙可能都在进行有丝分裂

C. 细胞甲、乙分别在进行减数分裂、有丝分裂

D. 细胞甲、乙分别在进行有丝分裂、减数分裂

21. 下列细胞中，不含有同源染色体的是（　　）。

A. 有丝分裂中期的细胞　　　　　　　　B. 有丝分裂末期的细胞

C. 初级精母细胞　　　　　　　　　　　D. 次级精母细胞

22. 人的体细胞中有 46 条染色体，则人的初级精母细胞中有四分体（　　）。

A. 23 对　　　　　　　B. 46 个　　　　　　　C. 23 个　　　　　　D. 46 对

23. 某生物卵细胞中的 DNA 含量为 M，那么它的乳腺细胞、初级卵母细胞和次级卵母细胞中的 DNA 含量依次为（　　）。

A. $2M$、$2M$、M　　　B. $2M$、$4M$、$2M$　　　C. $4M$、$4M$、$2M$　　　D. $2M$、$4M$、M

24. 假设母兔的卵巢中只有 5 个卵原细胞，经过减数分裂后，形成的结果是（　　）。

A. 20 个卵细胞　　　　　　　　　　　B. 10 个卵细胞和 10 个极体

C. 5 个卵细胞和 5 个极体　　　　　　　D. 5 个卵细胞和 15 个极体

（二）多项选择

1. 减数分裂前期 I 发生了（　　）。

A. DNA 复制　　　　　　　　　　B. 联会

C. 非姐妹染色单体之间的交叉　　D. 染色质逐渐凝集

2. 关于二价体正确叙述是（　　　）。

A. 每个二价体共有四条染色单体　　B. 每个二价体有两条染色单体

C. 分裂后形成两个二分体　　　　　D. 由同源染色体配对组成

3. 卵子发生过程经历了（　　　）。

A. 间期　　　　　B. 增殖期　　　　C. 生长期　　　D. 成熟期

4. 精子发生过程经历了（　　　）。

A. 增殖期　　　　B. 生长期　　　　C. 成熟期　　　D. 变形期

5. 精子具有受精能力的要素是（　　　）。

A. 透明带反应　　B. 顶体反应　　　C. 与卵融合　　D. 获能

（三）判断题

1. 减数第一次分裂偶线期配对后的同源染色体紧靠在一起，称为二价体，每个二价体由四条染色单体组成，故又称四分体。（　　　）

2. 形成 200 个精细胞所需初级精母细胞 100 个。（　　　）

3. 次级精母细胞染色体数目是体细胞的一半，但每条染色体仍由两条染色单体组成。（　　　）

4. 受精卵和体细胞中染色体数目一样。（　　　）

5. 一个初级卵母细胞经过成熟分裂后形成 1 个卵细胞和 3 个极体。（　　　）

6. 人排卵排出的是次级卵母细胞而非成熟卵细胞。（　　　）

7. 同源染色体形态、大小都相同，因此男性细胞中 X 染色体和 Y 染色体不是同源染色体。（　　　）

三、参考答案

（一）单项选择

1. C　2. B　3. D　4. D　5. C　6. D　7. C　8. D　9. C　10. C　11. C　12. B　13. B　14. C　15. D　16. D　17. B　18. A　19. A　20. A　21. D　22. C　23. B　24. D

（二）多项选择

1. BCD　2. ACD　3. BCD　4. ABCD　5. BCD

（三）判断题

1. √　2. ×　3. √　4. √　5. √　6. √　7. ×

（申跃武）

第四章　生命的遗传和变异

第一节　遗传的基本规律及细胞学基础

一、知识点

1. 掌握遗传基本定律的实质；遗传基本定律细胞学基础。
2. 熟悉遗传基本定律在人类遗传中的应用。
3. 了解遗传基本定律理论预期推算。

二、练习题

（一）单项选择

1. 孟德尔以豌豆为实验材料获得 F2 的性状分离比为 3∶1。对于其需要满足条件的表述，错误的是（　　）。

A. 控制该性状的基因位于细胞核的染色体上

B. F1 产生的雌配子和雄配子的数量相等

C. F1 的雌雄配子结合的机会均等

D. F2 的性状分离比是大量数据统计的结果

2. 豌豆的高茎对矮茎是显性，现进行高茎豌豆间的杂交，后代既有高茎豌豆又有矮茎豌豆，若后代中的全部高茎豌豆进行自交，则所有自交后代中高茎豌豆与矮茎豌豆的比为（　　）。

A. 3∶1　　　　　　　B. 5∶1　　　　　　　C. 9∶6　　　　　　D. 1∶1

3. 在豌豆杂交实验中，高茎与矮茎杂交，F2 中高茎和矮茎的比为 787∶277，上述结果的实质是（　　）。

A. 高茎基因对矮茎基因是显性

B. 等位基因随同源染色体的分开而分离

C. 控制高茎和矮茎的基因不在一条染色体上

D. F1 自交，后代出现性状分离

4. 在下列性状中，属于相对性状的是（　　）。

A. 小麦的高茎与豌豆的矮茎　　　　　　　B. 月季的红花与牡丹的白花

C. 豌豆的红花和豌豆的白花　　　　　　　D. 豌豆的形状与麦粒的形状

5. 番茄的果实红色（R）对黄色（r）是显性，RR×rr 杂交得到子 1 代，子 1 代自交后的子 2 代中，如果红色果实的番茄有 3000 棵，其中属于 Rr 基因型的植株约占（　　）。

A. 1000　　　　　　　B. 1500　　　　　　　C. 2000　　　　　　D. 2500

6. 金鱼草的花色由一对等位基因控制，AA 为红色，Aa 为粉红色，aa 为白色。红花金鱼草与白花金鱼草杂交得到 F1，F1 自交产生 F2。下列关于 F2 个体的叙述错误的是（　　）。

A. 红花个体所占的比例为 1/4 　　　　 B. 白花个体所占的比例为 1/4

C. 纯合子所占的比例为 1/4 　　　　 D. 杂合子所占的比例为 1/2

7. 将具有一对等位基因的杂合体（Bb）逐代自交 3 次，在 F3 中纯合体（bb）的比例为（　　　　）。

A. 1/8 　　　　 B. 7/8 　　　　 C. 7/16 　　　　 D. 9/16

8. 鼠的黄色和黑色是一对相对性状，按基因的分离定律遗传。研究发现，多对黄鼠交配，后代中总会出现约 1/3 的黑鼠，其余均为黄鼠。由此推断合理的是（　　　　）。

A. 鼠的黑色性状由显性基因控制

B. 后代黄鼠中既有杂合子又有纯合子

C. 黄鼠后代出现黑鼠是基因突变所致

D. 黄鼠与黑鼠交配，后代中黄鼠约占 1/2

9. 基因型为 HH 的绵羊有角，基因型为 hh 的绵羊无角，基因型为 Hh 的绵羊，母羊无角，公羊有角。现有一头有角羊生了一头无角小羊，这头小羊的性别和基因型分别为（　　　　）。

A. 雄性，hh 　　　 B. 雌性，Hh 　　　 C. 雄性，Hh 　　　 D. 雌性，hh

10. 基因型为 AaBbCcDDEeFF 的个体可能产生的配子类型是（　　　　）。

A. 4 　　　　 B. 8 　　　　 C. 16 　　　　 D. 32

11. 一种生物有不相连锁的 4 对基因 AaBbCcDd，经减数分裂形成含有 abcd 配子的比例是（　　　　）。

A. 1/4 　　　　 B. 1/8 　　　　 C. 1/16 　　　　 D. 1/2

12. 基因 ABC 完全连锁，abc 完全连锁，若 AABBCC 与 aabbcc 的果蝇杂交后，其子一代可产生的配子种类是（　　　　）。

A. 2 种 　　　　 B. 4 种 　　　　 C. 6 种 　　　　 D. 8 种

13. 有 3 对基因是完全连锁的，另 1 对基因与它们不连锁，在配子发生时，最多能产生（　　　　）配子。

A. 2 种 　　　　 B. 4 种 　　　　 C. 6 种 　　　　 D. 8 种

14. 基因 A、B、C 有连锁关系，AB 之间互换率 15%，BC 之间互换率 9%，AC 之间互换率 2%，这三个基因的顺序是（　　　　）。

A. ABC 　　　　 B. BCA 　　　　 C. CAB 　　　　 D. CBA

15. 某种鼠中，黄鼠基因 A 对灰鼠基因 a 显性，短尾基因 B 对长尾基因 b 显性，且基因 A 或基因 B 在纯合时使胚胎致死，这两对基因独立遗传的，现有两只双杂合的黄色短尾鼠交配，理论上所生的子代表现型比例为（　　　　）。

A. 9∶3∶3∶1 　　 B. 3∶3∶1∶1 　　 C. 4∶2∶2∶1 　　 D. 1∶1∶1∶1

16. 在猫中，基因 AA 是黑色，Aa 是玳瑁色，aa 是黄色，这个基因位于 X 染色体上，一只玳瑁色雌猫与一只黑色雄猫的后代可能是（　　　　）。

A. 雌猫中黑色与玳瑁色各占一半 　　　　 B. 雄猫中黑色与玳瑁色各占一半

C. 雌猫中只有玳瑁色 　　　　 D. 雄猫中只有玳瑁色

（二）多项选择

1. 摩尔根用实验证明了（　　　　）。

A. 遗传因子是独立遗传的　　　　　　B. 基因位于染色体上

C. 基因是决定性状的遗传单位　　　　D. 基因是性状重现的遗传单位

2. 影响分离比例的因素是（　　　）。

A. 婚配方式　　　　　　　　　　　　B. 生殖细胞发生是否正常

C. 受精是否随机　　　　　　　　　　D. 所生子女的数量是否足够大

3. 不完全连锁是（　　　）。

A. 两对基因位于同一染色体上

B. 可以发生交换，两对基因的位置可以变化

C. 两对基因的位置变化频率与它们的物理距离远近有关

D. 符合自由组合定律

（三）判断题

1. 多对等位基因位于同一条染色体上就按照孟德尔的自由组合律遗传。（　　　）

2. 人类的皮肤含有黑色素，黑人含量最多，白人含量最少。皮肤中黑色素的多少，由两对独立遗传的基因（A 和 a，B 和 b）所控制；显性基因 A 和 B 可以使黑色素量增加，两者增加的量相等，并且可以累加。若一纯种黑人与一纯种白人婚配，后代肤色为黑白中间色；如果该后代与同基因型的异性婚配，其子代可能出现的基因型种类为 3 种。（　　　）

3. 萝卜的根形是由位于两对同源染色体上的两对等位基因决定的。现用两个纯合的圆形块根萝卜作亲本进行杂交。F1 全为扁形块根。F1 自交后代 F2 中扁形块根、圆形块根、长形块根的比例为 9∶6∶1，则 F2 扁形块根中杂合子所占的比例为 8/9。（　　　）

4. 基因型是个体的遗传结构或组成，由特定基因座上的等位基因构成，成对存在，分别来自父母。（　　　）

5. 测交是回交的一种，指让杂合子与隐性亲本交配来检测杂合子的基因型实验方法（如 Aa×aa）。（　　　）

6. 控制不同相对性状的等位基因在配子形成过程中的分离与组合是互不干扰的，各自独立分配到配子中去。（　　　）

7. 两对或两对以上等位基因位于一对同源染色体上，在遗传时，位于一条染色体上的基因常连在一起不相分离，叫连锁。（　　　）

三、参考答案

（一）单项选择

1. B　2. B　3. B　4. C　5. C　6. C　7. C　8. D　9. B　10. C　11. C　12. A　13. B　14. B　15. C　16. A

（二）多项选择

1. BCD　2. ABCD　3. ABC

（三）判断题

1. ×　2. ×　3. √　4. √　5. √　6. √　7. √

（杨小林）

第二节　遗传病的概念及其分类

一、知识点

1. 掌握遗传病的概念；遗传病的类型。
2. 熟悉遗传病特征。

二、练习题

（一）单项选择

1. 临床发病率最高的遗传病是（　　）。
A. 单基因病　　　　B. 多基因病　　　　C. 染色体病　　　　D. 体细胞遗传病

2. 种类最多的遗传病是（　　）。
A. 单基因病　　　　B. 线粒体病　　　　C. 染色体病　　　　D. 体细胞遗传病

3. 下列关于遗传病的说法，正确的是（　　）。
A. 遗传病一定会代代都发病　　　　　　B. 先天性疾病都是遗传病
C. 遗传病就是家族性疾病　　　　　　　D. 遗传病具有终生性

4. 下列说法中正确的是（　　）。
A. 先天性疾病是遗传病，后天性疾病不是遗传病
B. 家族性疾病是遗传病，散发性疾病不是遗传病
C. 遗传病的发病，在不同程度上需要环境因素的作用，但根本原因是遗传因素
D. 遗传病是仅由遗传因素引起的疾病

5. 关于遗传病，说法错误的是（　　）。
A. 单基因突变可以导致遗传病
B. 环境因素对多基因遗传病的发病无影响
C. 染色体结构的改变可以导致遗传病
D. 染色体异常遗传病大多是致死性疾病

6. 下列关于人类遗传病的叙述，错误的是（　　）。
A. 单基因突变可以导致遗传病
B. 环境因素对多基因遗传病的发病有影响
C. 染色体结构的改变可以导致遗传病
D. 近亲婚配可增加显性遗传病的发病风险

7. 下列说法中正确的是（　　）。
①遗传病通常垂直传递　　　　　　　　②遗传病有特定的发病年龄和病程
③遗传病就是先天性疾病　　　　　　　④遗传病就是家族性疾病
A. ①　　　　　　B. ①②　　　　　　C. ①②③　　　　D. ①②③④

8. 下列关于人类遗传病，说法错误的是（　　）。
①携带遗传病基因的个体会患遗传病
②不携带遗传病基因的个体不会患遗传病
③一个家族仅一代人出现的疾病不是遗传病
④一个家族几代人都出现过的疾病是遗传病

A. ①②　　　　　　　B. ②③　　　　　　C. ③④　　　　　D. ①②③④

9. 单基因病是指（　　　）。

A. 一条染色体上一个基因控制的遗传病

B. 很多条染色体上单独的基因控制的遗传病

C. 一对同源染色体上一对等位基因控制的遗传病

D. 以上几项都可以

10. 下列受一对基因控制的遗传病是（　　　）。

A. 抗维生素 D 佝偻病　　　　　　　　　　B. 猫叫综合征

C. 青少年型糖尿病　　　　　　　　　　　D. 先天愚型

11. 以下属于单基因遗传病的是（　　　）。

A. 白化病　　　　　B. 21 三体综合征　　　　C. 高血压　　　　D. 性腺发育不良

12. 关于人类遗传病的发病率，下列说法错误的是（　　　）。

A. 女性人群中红绿色盲的发病率约为 5%

B. 人群中约有 3%～5% 的人受单基因病所累

C. 人群中约有 10%～15% 的人患有某种遗传病

D. 人群中约有 15%～20% 的人受多基因病所累

13. 下列属于多基因遗传病的是（　　　）。

A. 抗维生素 D 佝偻病　　　　　　　　　　B. 进行性肌营养不良

C. 白血病　　　　　　　　　　　　　　　D. 原发性高血压

14. 以下不是多基因遗传病的是（　　　）。

A. 哮喘　　　　　B. 糖尿病　　　　　　C. 高度近视　　　D. 高血压

15. 多基因遗传病具有以下特点，除了（　　　）。

A. 家族聚集现象　　　　　　　　　　　　B. 较易受环境影响

C. 在群体中发病率高　　　　　　　　　　D. 有显隐性之分

16. 关于线粒体遗传病，以下说法正确的是（　　　）。

①母病子女都无病　　②母病子女都必病　　③父病子女都无病　　④父病子女都必病

A. ①③　　　　　　　B. ②④　　　　　　C. ①④　　　　　D. ②③

（二）多项选择

1. 人类遗传病包括下列哪些类型（　　　）。

A. 单基因病　　　　　B. 多基因病　　　　C. 染色体病　　　D. 体细胞遗传病

2. 遗传病的特征多表现为（　　　）。

A. 家族性　　　　　　　　　　　　　　　B. 先天性

C. 传染性　　　　　　　　　　　　　　　D. 同卵双生率高于异卵双生率

3. 判断是否是遗传病的依据为（　　　）。

A. 患者亲属发病率随亲属级别下降而升高

B. 患者亲属发病率随亲属级别下降而下降

C. 患者家族成员发病率高于一般群体

D. 患者血缘亲属发病率高于非血缘亲属

4. 以下不属于多基因遗传病的是（　　　）。

A. 精神分裂症　　　　　B. 血友病 A　　　　　C. 唇裂和腭裂　　　　D. 多指症

5. 以下疾病属于多基因遗传病的是（　　　）。

A. 哮喘病　　　　　　　　　　　　　　B. 白化病

C. 抗维生素 D 佝偻病　　　　　　　　　D. 青少年型糖尿病

6. 下列关于人类遗传病的叙述，错误的是（　　　）。

A. 一个家族仅一代人中出现过的疾病不是遗传病

B. 一个家族几代人中都出现过的疾病是遗传病

C. 携带遗传病基因的个体会患遗传病

D. 不携带遗传病基因的个体不会患遗传病

7. 下列关于遗传病的说法，错误的是（　　　）。

A. 遗传病一定会代代都发病

B. 先天性疾病都是遗传病

C. 遗传病就是家族性疾病

D. 遗传病具有终生性

8. 下列说法中错误的是（　　　）。

A. 先天性疾病是遗传病，后天性疾病不是遗传病

B. 家族性疾病是遗传病，散发性疾病不是遗传病

C. 遗传病的发病，在不同程度上需要环境因素的作用，但根本原因是遗传因素

D. 遗传病是仅由遗传因素引起的疾病

9. 下列关于人类遗传病的叙述，正确的是（　　　）。

A. 单基因突变可以导致遗传病

B. 环境因素对多基因遗传病的发病无影响

C. 染色体异常遗传病大多是致死性疾病

D. 近亲婚配可增加隐性遗传病的发病风险

10. 下列说法正确的是（　　　）。

A. 遗传病通常垂直传递

B. 遗传病有特定的发病年龄和病程

C. 遗传病就是先天性疾病

D. 遗传病就是家族性疾病

11. 以下不属于单基因遗传病的是（　　　）。

A. 白化病　　　　　　　　　　　　　　B. 21 三体综合征

C. 高血压　　　　　　　　　　　　　　D. 进行性肌营养不良

12. 多基因遗传病的特点是（　　　）。

A. 由多对基因控制

B. 常表现出家族聚集现象

C. 易受环境因素的影响

D. 发病率极低

13. 关于人类遗传病的发病率，下列说法正确的是（　　　）。

A. 人群中约有 0.5%～1%的人受染色体病所累

B. 人群中约有 3%～5%的人受单基因病所累

C. 人群中约有 20%～25% 的人患有某种遗传病

D. 人群中约有 15%～20% 的人受多基因病所累

（三）判断题

1. 所有人都是遗传病基因的携带者，每个人的全部基因中都可能有 5～6 个致病基因。
（　　）

2. 遗传病基因没有在亲代表达，就不会通过配子传递给后代。（　　）

3. 所有的遗传病都是在一出生就能表现出症状。（　　）

4. 遗传病通常表现出先天性的特征。（　　）

5. 所有的遗传病都遵循孟德尔遗传定律。（　　）

6. 近亲婚配患隐性遗传病的风险会大大地提高。（　　）

7. 单基因遗传病是单个基因异常引起的疾病。（　　）

8. 多基因遗传病是多个基因异常引发的疾病。（　　）

9. 多基因遗传病具有家族聚集现象。（　　）

10. 线粒体遗传病又称作母系遗传病。（　　）

11. 线粒体遗传病的特点是母病子女都无病，父病子女都必病。（　　）

12. 一个家族仅一代人中出现过的疾病不是遗传病。（　　）

13. 一个家族几代人都出现过的疾病是遗传病。（　　）

14. 携带遗传病基因的个体会患遗传病。（　　）

15. 不携带遗传病基因的个体不会患遗传病。（　　）

16. 遗传病通常垂直传递。（　　）

17. 遗传病就是先天性疾病。（　　）

18. 遗传病就是家族性疾病。（　　）

19. 临床上多基因遗传病发病率较高。（　　）

20. 遗传病是仅由遗传因素引起的疾病。（　　）

三、参考答案

（一）单项选择

1. B　2. A　3. D　4. C　5. B　6. D　7. B　8. D　9. C　10. A　11. A　12. C　13. D
14. C　15. D　16. D

（二）多项选择

1. ABCD　2. ABD　3. BCD　4. BD　5. AD　6. ABCD　7. ABC　8. ABD　9. ACD
10. AB　11. BC　12. ABC　13. ABCD

（三）判断题

1. √　2. ×　3. ×　4. √　5. ×　6. √　7. ×　8. √　9. √　10. √　11. ×　12. ×
13. ×　14. ×　15. ×　16. √　17. ×　18. ×　19. √　20. ×

（王　婉）

第三节　单基因遗传

一、知识点

1. 掌握系谱的概念；常染色体显性遗传的类型及系谱特征；常染色体隐性遗传的系谱特征、近亲婚配的危害；X 连锁遗传的系谱特征；Y 连锁遗传的系谱特征。

2. 熟悉基因多效性和遗传异质性。

3. 了解人类两种单基因性状的遗传。

二、练习题

（一）单项选择

1. 在世代间连续传递，且无性别分布差异的遗传病为（　　）。

A. AR　　　　　　B. AD　　　　　　C. XR　　　　　　D. XD

2. 在世代间不连续传递，且无性别分布差异的遗传病为（　　）。

A. AR　　　　　　B. AD　　　　　　C. XR　　　　　　D. XD

3. 在世代间间断传递，并且男性发病率高于女性的遗传病为（　　）。

A. AR　　　　　　B. AD　　　　　　C. XR　　　　　　D. XD

4. 在世代间连续传递；并且女性发病率高于男性的遗传病为（　　）。

A. AR　　　　　　B. AD　　　　　　C. XR　　　　　　D. XD

5. 家族中所有患者都是男性，该遗传病的遗传方式为（　　）。

A. AR　　　　　　B. AD　　　　　　C. XR　　　　　　D. YL

6. 男性患者所生女儿都患病的遗传病为（　　）。

A. AR　　　　　　B. AD　　　　　　C. XR　　　　　　D. XD

7. 属于常染色体显性遗传病的是（　　）。

A. 镰状细胞贫血　　B. 血友病 A　　　C. 短指症　　　D. 红绿色盲

8. 属于不完全显性的遗传病为（　　）。

A. 短指症　　　　　B. 软骨发育不全　　C. 多指症　　　D. Huntington 舞蹈症

9. 属于不规则显性的遗传病为（　　）。

A. 短指症　　　　　B. 软骨发育不全　　C. 多指症　　　D. Huntington 舞蹈症

10. 属于从性显性的遗传病为（　　）。

A. 短指症　　　　　　　　　　　　B. 多指症

C. Huntington 舞蹈症　　　　　　　D. 遗传性早秃

11. 患者同胞发病率为 1/4 的遗传病为（　　）。

A. 常染色体显性遗传　　　　　　　B. 常染色体隐性遗传

C. X 连锁显性遗传　　　　　　　　D. X 连锁隐性遗传

12. 患者正常同胞有 2/3 为携带者的遗传病为（　　）。

A. 常染色体显性遗传　　　　　　　B. 常染色体隐性遗传

C. X 连锁显性遗传　　　　　　　　D. X 连锁隐性遗传

13. 一个色盲（XR）男子的父母、祖父母和外祖父母的色觉均正常，他的舅舅也是色盲患者，这个男子的（　　）。

A. 父亲是色盲基因携带者　　　　　　　B. 母亲是色盲基因携带者

C. 奶奶是色盲基因携带者　　　　　　　D. 外祖父是色盲基因携带者

14. 存在交叉遗传和隔代遗传的遗传病为（　　　）。

A. 常染色体显性遗传　　　　　　　　　B. 常染色体隐性遗传

C. X 连锁显性遗传　　　　　　　　　　D. X 连锁隐性遗传

15. 一对夫妇表型正常，妻子的弟弟为白化病（AR）患者。假设白化病基因在人群中为携带者的频率为 1/60，这对夫妇生育白化病患儿的概率为（　　　）。

A. 1/4　　　　　B. 1/360　　　　　C. 1/240　　　　　D. 1/480

16. 母亲为红绿色盲，父亲正常，其四个儿子有（　　　）可能是色盲。

A. 1 个　　　　　B. 2 个　　　　　C. 3 个　　　　　D. 4 个

17. 父亲为 AB 血型，母亲为 B 血型，其女儿为 A 血型，如果再生育，孩子的血型仅可能是（　　　）。

A. A 和 B　　　　B. B 和 AB　　　　C. A、B 和 AB　　　　D. A 和 AB

18. 一个男性是血友病 A（XR）患者，其父母和祖父母均正常，其亲属中不可能患血友病 A 的人是（　　　）。

A. 外祖父或舅父　　　B. 姨表兄弟　　　　C. 姑　　　　　D. 同胞兄弟

19. 丈夫为红绿色盲，妻子正常并且其家族中无患者，如再生育，子女患色盲的概率为（　　　）。

A. 1/2　　　　　B. 1/4　　　　　C. 2/3　　　　　D. 0

20. 丈夫为红绿色盲，妻子正常，但其父亲为红绿色盲，他们生育色盲患儿的概率（　　　）。

A. 1/2　　　　　B. 1/4　　　　　C. 2/3　　　　　D. 3/4

21. 短指和白化病分别为 AD 和 AR，并且基因不在同一染色体上。现有一个家庭，父亲为短指，母亲正常，而儿子为白化病。该家庭再生育，其子女为短指白化病的概率为（　　　）。

A. 1/2　　　　　B. 1/4　　　　　C. 3/4　　　　　D. 1/8

22. 研究遗传系谱的关键应从（　　　）入手。

A. 男人　　　　　B. 一个民族　　　　C. 子女　　　　　D. 先证者

23. 血友病 A（用 Hh 表示）和红绿色盲（用 Bb 表示），是 XR。现有一个家庭，父亲为红绿色盲，母亲正常，一个儿子为血友病 A，另一男一女为红绿色盲。母亲的基因型是（　　　）。

A. $X^{Hb}X^{hB}$　　　　B. $X^{HB}X^{hb}$　　　　C. $X^{HB}X^{Hb}$　　　　D. $X^{HB}X^{hB}$

24. 下列哪一条不符合常染色体隐性遗传的特征（　　　）。

A. 致病基因的遗传与性别无关，男女发病机会均等

B. 系谱中看不到连续遗传现象，常为散发

C. 患者的双亲往往是携带者

D. 近亲婚配与随机随配的发病率均等

25. 通常情况下，一对夫妇间的亲缘系数是（　　　）。

A. 1/2　　　　　B. 1/4　　　　　C. 1/8　　　　　D. 0

26. 从系谱分析角度考虑，下述哪些疾病的男性患者远多于女性患者（　　　）。

①甲型血友病　②红绿色盲　③先天聋哑　④DMD　⑤PKU　⑥抗维生素 D 性佝偻病

A. ①②④　　　　　B. ①③④　　　　　C.②③⑤　　　　　D. ④⑤⑥

27. 下列哪一条不符合常染色体显性遗传的特征（　　）。

A. 男女发病机会均等

B. 系谱中呈连续传递现象

C. 患者都是纯合体（AA）发病，杂合体（Aa）是携带者

D. 双亲无病时，子女一般不会发病

28. 不规则显性是指（　　）。

A. 隐性致病基因在杂合状态时不表现出相应的性状

B. 杂合子的表现型介于纯合显性和纯合隐性之间

C. 由于环境因素和遗传背景的作用，杂合体中的显性基因未能形成相应的表现型

D. 致病基因突变成正常基因

29. 复等位基因是指（　　）。

A. 一对染色体上有三种以上的基因

B. 一对染色体上有两个相同的基因

C. 同源染色体的不同位点有三个以上的基因

D. 同源染色体的相同位点有三种以上的基因

30. 一对等位基因在杂合状态下，两种基因的作用都完全表现出来叫（　　）。

A. 常染色体隐性遗传　　　　　　　　B. 不完全显性遗传

C. 不规则显性遗传　　　　　　　　　D. 共显性遗传

31. 在进行纯种动物（AA×aa）的杂交实验中，如果子 1 代自交子 2 代表现型出现 1:2:1 的比例，这说明（　　）。

A. 完全显性遗传　　　　　　　　　　B. 不完全显性遗传

C. 不规则显性遗传　　　　　　　　　D. 延迟显性遗传

32. 关于 X 连锁隐性遗传，下列哪一种说法是错误的（　　）。

A. 系谱中往往只有男性患者　　　　　B. 女儿有病，父亲也一定是同病患者

C. 双亲无病时，子女均不会患病　　　D. 有交叉遗传现象

33. 当一种疾病的传递方式为男性→男性→男性间世代不断传递时，这种疾病最有可能是（　　）。

A. 从性遗传　　　　B. 限性遗传　　　　C.Y 连锁遗传病　　　　D. XD

34. 慢性进行性舞蹈病属常染色体显性遗传病，如果外显率为 90%，一个杂合型患者与正常人结婚生下患者的概率为（　　）。

A. 50%　　　　　　B. 45%　　　　　　C. 75%　　　　　　D. 25%

35. 某男孩是红绿色盲（XR），他的父母、祖父母，外祖父母色觉都正常，这个男孩的色盲基因是通过哪些人传下来的（　　）。

A. 外祖母→母亲→男孩　　　　　　　B. 外祖父→母亲→男孩

C. 祖父→父亲→男孩　　　　　　　　D. 祖母→父亲→男孩

36. 分析下列系谱图，该家系应为（　　）遗传病。

A. AR　　　　　　　B. AD　　　　　　　C. XR　　　　　　　D. XD

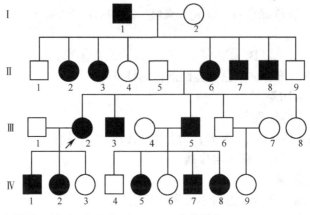

37. 分析下列系谱图，该家系应为（　　　）遗传病。

A. AR　　　　　　　B. AD　　　　　　　C. XR　　　　　　　D. XD

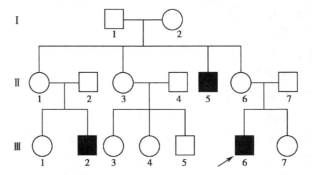

38. 分析下列系谱图，该家系应为（　　　）遗传病。

A. AR　　　　　　　B. AD　　　　　　　C. XR　　　　　　　D. XD

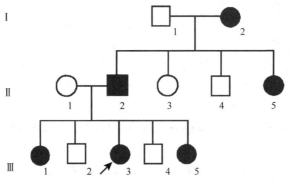

（二）多项选择

1. X 连锁隐性遗传病表现为（　　　）。

A. 系谱中只能有男性患者　　　　　　　　B. 女儿有病，父亲一定有病

C. 父母无病，子女也无病　　　　　　　　D. 有交叉遗传

2. A 血型父亲和 B 血型母亲所生子女的血型有（　　　）。

A. A　　　　　　　B. B　　　　　　　C. AB　　　　　　　D. O

3. 下列符合常染色体隐性遗传的特征为（　　　）。

A. 致病基因的遗传与性别无关，男女发病机会均等

B. 系谱中看不到连续遗传现象，常为散发

C. 患者的双亲往往是携带者

D. 患者的同胞中，患者的数量为 1/4，正常个体约为 3/4

4. 下列符合常染色体显性遗传的特征为（　　　）。

A. 男女发病机会均等，患者的同胞中约 1/2 发病

B. 系谱中呈连续传递现象

C. 患者都是纯合体（AA）发病，杂合体（Aa）是携带者

D. 双亲无病时，子女一般不会发病

5. 属于常染色体显性遗传病为（　　　）。

A. 短指症　　　　　　B. 软骨发育不全　　　　C. 多指症　　　　D. 白化病

6. 属于常染色体隐性遗传病为（　　　）。

A. 白化病　　　　　　B. 半乳糖血症　　　　　C. 苯丙酮尿症　　D. 红绿色盲

7. 属于 X 连锁隐性遗传病为（　　　）。

A. 血友病 A　　　　　B. 红绿色盲　　　　　　C. 白化病　　　　D. 苯丙酮尿症

8. 近亲婚配与随机婚配相比（　　　）。

A. 常染色体隐性遗传病在子代中发病风险增高　　　B. 会导致某些基因频率改变

C. 多基因病在子代中发病风险增加　　　　　　　　D. 破坏遗传平衡

（三）判断题

1. 带有致病基因的个体称为携带者。（　　　）

2. 白化病和红绿色盲一样，发病率不存在性别差异。（　　　）

3. 常染色体显性遗传病系谱的特征之一是患者子女必然发病。（　　　）

4. 复等位基因是由一个原始基因发生多向性突变形成的，它们不可能同时在同源染色体的同一位点上出现。（　　　）

5. 一个患白化病的男性与一个表型正常的纯合女性结婚，他们的后代中女儿都正常，儿子均为患者。（　　　）

6. 两个聋哑患者（AR）结婚，其子女必定是聋哑患者。（　　　）

7. 杂合子的表型介于纯合显性与纯合隐性之间，这种遗传叫不完全显性遗传。（　　　）

8. 双亲血型均为 A 型，生了一个 O 型血孩子的可能性是 3/4。（　　　）

9. 一个基因除去其等位基因以外，基因组中其他基因均是它的遗传背景。（　　　）

10. 一个患白化病的女子与一完全正常的男子结婚，后代中儿子全部为患者，女儿 1/2 为患者。（　　　）

11. 正常夫妻也可能生出红绿色盲的女儿。（　　　）

12. 交叉遗传的特点是:女患者的致病基因一定由父亲传来,而她又一定传给儿子。（　　　）

13. 先证者是家系中第一个患某种遗传病的人。（　　　）

14. 红绿色盲为 XR,群体中致病基因频率为 0.07,故人群中男性发病率为 7%。（　　　）

15. 在 XD 男性患者与正常女性婚配,所生儿子全部为患者。（　　　）

16. 在遗传性肾炎（XD）中,如果母亲是患者,父亲正常,他们的女儿都正常,儿子都患病。（　　　）

17. 父亲是并指,母亲表型正常,生了一个先天性聋哑儿,以后再生出同时患并指和先天性聋哑子女的概率为 1/8。（　　　）

18. 常染色体隐性遗传病患者同胞中有 1/4 的人患病，表现型正常的同胞中有 2/3 为携带者，男女发病概率均等。（　　　）

19. 近亲是指直系亲（父母与子女，祖父母与孙子女，外祖父母与外孙子女等）和三代以内旁系血亲（兄弟姐妹、堂兄弟姐妹、舅、姨、姑、叔等）。（　　　）

20. 统计表明，近亲结婚后他们的下一代儿童死亡率比非近亲结婚的高出 3 倍，近亲结婚的后代遗传性疾病的发病率比非近亲结婚的后代高出 150 倍。（　　　）

21. 分析下列系谱图，该家系应为 Y 连锁遗传。（　　　）

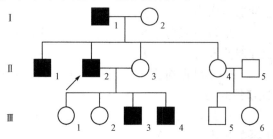

22. 下列系谱中，若Ⅲ₄和Ⅲ₅不近亲结婚，其子女可能不会患病。（　　　）

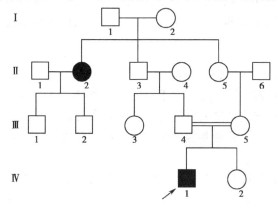

三、参考答案

（一）单项选择

1. B　2. A　3. C　4. D　5. D　6. D　7. C　8. B　9. C　10. D　11. B　12. B　13. B　14. D　15. B　16. D　17. C　18. C　19. D　20. A　21. D　22. D　23. A　24. D　25. D　26. A　27. C　28. C　29. D　30. D　31. B　32. C　33. C　34. B　35. A　36. B　37. C　38. D

（二）多项选择

1. BD　2. ABCD　3. ABCD　4. ABD　5. ABC　6. ABC　7. AB　8. ABCD

（三）判断题

1. ×　2. ×　3. ×　4. ×　5. ×　6. ×　7. √　8. ×　9. √　10. ×　11. ×　12. ×　13. ×　14. √　15. ×　16. ×　17. √　18. √　19. √　20. √　21. √　22. √

（杨小林）

第四节　多基因遗传

一、知识点

1. 掌握数量性状与质量性状、易患性、阈值、遗传度（率）概念。
2. 熟悉多基因病遗传特点。
3. 了解人类多基因病特征。

二、练习题

（一）单项选择

1. 多基因遗传病同胞中患病率一般为（　　　）。
A. 100%　　　　　　B. 1/2　　　　　　C. 1/4　　　　　　D. 1%～10%

2. 质量性状不完全显性时群体中性状明显可分为（　　　）。
A. 一群　　　　　　B. 二群　　　　　　C. 三群　　　　　　D. 四群

3. 数量性状群体中表型明显符合（　　　）。
A. 基因分离定律　　B. 自由组合定律　　C. 连锁互换定律　　D. 正态分布

4. 数量性状的遗传基础是（　　　）。
A. 复等位基因　　　B. 共显性的微效基因　C. 隐性基因　　　　D. 修饰基因

5. 下列哪种性状属于数量性状（　　　）。
A. ABO 血型　　　　B. 多指　　　　　　C. 血压　　　　　　D. 有无耳垂

6. 多基因遗传病的复发风险与下列哪个因素无关（　　　）。
A. 家庭中患病成员多少　　　　　　　　B. 群体发病率
C. 病情轻重　　　　　　　　　　　　　D. 亲属等级

7. 有关多基因遗传不正确的说法是（　　　）。
A. 两对以上等位基因控制　　　　　　　B. 基因间有累加效应
C. 与环境因素无关　　　　　　　　　　D. 基因间具共显性

8. 遗传率是指（　　　）。
A. 遗传性状的表达程度　　　　　　　　B. 遗传因素对性状变异的影响程度
C. 致病基因危害程度　　　　　　　　　D. 遗传因素所起作用的百分率

（二）多项选择

1. 下列属于多基因控制的性状有（　　　）。
A. 肤色　　　　　　B. 体重　　　　　　C. 身高　　　　　　D. 智商

2. 下列属于多基因遗传病的是（　　　）。
A. 精神分裂症　　　B. 高血压　　　　　C. 糖尿病　　　　　D. 哮喘

3. 用 Edward 公式估计患者一级亲属发病风险的条件是（　　　）。
A. 群体发病率为 0.1%～1%　　　　　　B. 群体发病率为 1%～10%
C. 遗传率为 70%～80%　　　　　　　　D. 遗传率为 70%

4. 多基因遗传病的特点是（　　　）。
A. 患者同胞的发病风险为 1/2 或 1/4　　B. 发病率有种族差异

C. 每种病的发病率均高于 0.1%　　　　　　　D. 有家族聚集倾向

5. 影响多基因遗传病发病风险的因素有（　　　）。

A. 亲属级别　　　　　　　　　　　　　　　B. 群体发病率

C. 近亲婚配　　　　　　　　　　　　　　　D. 家系中患者病情的轻重

（三）判断题

1. 神经管缺陷属于多基因遗传病。（　　　）

2. 一个性状可以由多个基因控制。（　　　）

3. 一个基因不能控制多个性状。（　　　）

4. 遗传印记是指胎儿出生时的胎记。（　　　）

5. 多基因遗传病患者亲属发病风险与亲属级别有关。（　　　）

6. 一个家庭中患多基因病人数越多，其亲属发病风险越高。（　　　）

7. 多基因遗传病发病率与性别无关。（　　　）

8. 一个群体的易患性平均值与阈值越近，则发病率越高。（　　　）

9. 易患性平均值与阈值越远，发病率越高。（　　　）

10. 多基因遗传病发病与否是由多个微效基因控制。（　　　）

11. 多基因病的易患性变异是一种数量性状。（　　　）

12. 在一定环境条件下，阈值代表患病所需最低致病基因数。（　　　）

13. 一个个体易患性高低可准确测量。（　　　）

14. 多基因遗传病发病率与种族无关。（　　　）

三、参考答案

（一）单项选择

1. D　2. C　3. D　4. B　5. C　6. B　7. C　8. D

（二）多项选择

1. ABCD　2. ABCD　3. AC　4. BCD　5. ABCD

（三）判断题

1. √　2. √　3. ×　4. ×　5. √　6. √　7. ×　8. √　9. ×　10. ×　11. √　12. √
13. ×　14. ×

（蔡晓明）

第五节　人类染色体及染色体病

Ⅰ　人类染色体

一、知识点

1. 掌握人类染色体的结构、形态、类型和数目；人类非显带核型和 G 显带核型分析及描述方法；染色体多态性概念及其在医学研究中的应用。

2. 熟悉细胞分裂过程中染色体的传递；性染色质和莱昂假说。

3. 了解人类细胞遗传学研究方法和进展。

二、练习题

（一）单项选择

1. 经检测发现，某个体的细胞核中有 2 个 X 小体，表明该个体一个体细胞中有（　　）条 X 染色体。

A. 1　　　　　　B. 2　　　　　　C. 3　　　　　　D. 4

2. 根据 ISCN，人类 C 组染色体数目为（　　）。

A. 7 对　　　　B. 6 对　　　　C. 7 对+X 染色体　　　D. 6 对+X 染色体

3. 生殖细胞发生过程中四分体出现在减数分裂前期 I 的（　　）。

A. 细线期　　　B. 偶线期　　　C. 粗线期　　　D. 双线期

4. 同源染色体的联会发生在减数分裂前期 I 的（　　）。

A. 细线期　　　B. 偶线期　　　C. 粗线期　　　D. 双线期

5. 按照 ISCN 的标准系统，1 号染色体，短臂，3 区，1 带第 3 亚带应表示为（　　）。

A. 1p31.3　　　B. 1q31.3　　　C. 1p3.13　　　D. 1q3.13

6. 某种生物的染色体数目为 $2n=6$ 条，如果不考虑交换，它可能形成的正常生殖细胞类型是（　　）。

A. 10 种　　　　B. 4 种　　　　C. 6 种　　　　D. 8 种

7. 人类染色体数目 $2n=46$ 条，如果不考虑交换，则人类可形成的正常生殖细胞的类型有（　　）。

A. 2^{46}　　　B. 2^{23}　　　C. 2^{32}　　　D. 4^{62}

8. D 组或 G 组染色体与 21 号染色体通过着丝粒融合而形成的易位称为（　　）。

A. 单方易位　　B. 复杂易位　　C. 不平衡易位　　D. 罗伯逊易位

9. 经检查，某患者的核型为 46，XY，del（6）p11-ter，说明其为（　　）患者。

A. 染色体倒位　　B. 染色体丢失　　C. 环状染色体　　D. 染色体部分丢失

10. 染色体制备过程中须加入下列哪种物质（　　）以获得大量分裂象细胞。

A. BrdU　　　B. 秋水仙素　　　C. 吖啶橙　　　D. 吉姆萨

11. 四倍体的形成原因可能是（　　）。

A. 双雌受精　　B. 双雄受精　　C. 核内复制　　D. 染色体不分离

12. 如果在某体细胞中染色体的数目在二倍体的基础上增加一条可形成（　　）。

A. 单倍体　　　B. 三倍体　　　C. 单体型　　　D. 三体型

13. 如果染色体的数目在二倍体的基础上减少一条则形成（　　）。

A. 单体型　　　B. 三倍体　　　C. 单倍体　　　D. 三体型

14. 一个个体中含有不同染色体数目的三个细胞系，这种情况称为（　　）。

A. 多倍体　　　B. 三体型　　　C. 嵌合体　　　D. 三倍体

15. 嵌合体形成的原因可能是（　　）。

A. 卵裂过程中发生了同源染色体的错误配对

B. 卵裂过程中发生了联会的同源染色体不分离

C. 生殖细胞形成过程中发生了染色体的丢失

D. 卵裂过程中发生了染色体丢失

16. 46，XY，t（4；6）（q35；q21）表示（　　　）。

A. 一女性细胞内发生了染色体的插入

B. 一男性细胞内发生了染色体的易位

C. 一男性细胞带有等臂染色体

D. 一女性细胞内带有易位型的畸变染色体

17. 若某一个体核型为 46，XX/47，XX，+21 则表明该个体为（　　　）。

A. 常染色体结构异常 　　　　　　　　B. 常染色体数目异常的嵌合体

C. 性染色体结构异常 　　　　　　　　D. 性染色体数目异常的嵌合体

18. 若某人核型为 46，XX，inv（9）（p12q31）则表明其染色体发生了（　　　）。

A. 缺失 　　　　　B. 倒位 　　　　　C. 易位 　　　　　D. 重复

19. 染色体非整倍性改变的机制可能是（　　　）。

A. 染色体断裂及断裂之后的异常重排 　　B. 染色体易位

C. 染色体倒位 　　　　　　　　　　　　D. 染色体不分离

20. 染色体结构畸变的基础是（　　　）。

A. 姐妹染色单体交换不分离 　　　　　　B. 染色体核内复制

C. 染色体不分离 　　　　　　　　　　　D. 染色体断裂及断裂之后的异常重排

21. 两条非同源染色体同时发生断裂，断片交换位置后重接，结果造成（　　　）。

A. 缺失 　　　　　B. 倒位 　　　　　C. 易位 　　　　　D. 插入

22. 人类精子发生的过程中，如果第一次减数分裂时发生了同源染色体的不分离现象，而第二次减数分裂正常进行，则其可形成（　　　）。

A. 一个异常性细胞 　　　　　　　　　　B. 两个异常性细胞

C. 三个异常性细胞 　　　　　　　　　　D. 四个异常性细胞

23. 染色体不分离（　　　）。

A. 是指姐妹染色单体或同源染色体不分离

B. 只是指同源染色体不分离

C. 只发生在有丝分裂过程中

D. 只发生在减数分裂过程中

24. 一条染色体断裂后，断片未能与断端重接，结果造成（　　　）。

A. 缺失 　　　　　B. 易位 　　　　　C. 倒位 　　　　　D. 重复

25. 若某人核型为 46，XX，del（1）（pter→q21：）则表明在其体内的染色体发生了（　　　）。

A. 缺失 　　　　　B. 倒位 　　　　　C. 易位 　　　　　D. 插入

（二）多项选择

1. 染色体 C 显带可使以下部位深染（　　　）。

A. 着丝粒 　　　　B. 次缢痕 　　　　C. 长臂 　　　　D. Y 染色体长臂远端

2. 染色体多态性部位常见于（　　　）。

A. X 染色体长臂 　　　　　　　　　　　B. Y 染色体长臂

C. 1、9、16 号染色体次缢痕　　　　　D. 随体及随体柄部次缢痕区

3. 下列人类细胞中哪些具有 23 条染色体（　　　）。

A. 卵细胞　　　　B. 卵原细胞　　　　C. 次级卵母细胞　　　D. 次级精母细胞

4. X 染色体的失活发生在（　　　）。

A. 胚胎发育后期　　　　　　　　　B. 细胞分裂后期

C. 胚胎发育的第 16 天　　　　　　D. 胚胎发育早期

5. 染色体多态性可作为较稳定的、显微镜下可见的遗传标志用于（　　　）。

A. 染色体病的检查　　　　　　　　B. 亲权鉴定

C. 追溯额外染色体的来源　　　　　D. 追溯异常染色体的来源

6. 染色体的次缢痕包括（　　　）。

A. 着丝粒部位　　　　　　　　　　B. 随体柄部位

C. 长臂的缩窄部位　　　　　　　　D. 短臂的缩窄部位

7. 结构异染色质包括以下几个部位（　　　）。

A. 着丝粒区　　　B. 端粒区　　　　C. 次缢痕区　　　　D. X 染色质

（三）判断题

1. 染色体不分离只发生在减数分裂过程中。（　　　）

2. 染色体断裂是染色体结构畸变的基础。（　　　）

3. 核型为 45，X 的个体，X 染色质为阴性，Y 染色质为阴性。（　　　）

4. 减数分裂第一次分裂不分离是指一条染色体的染色单体不分离。（　　　）

5. 核型为 45，X/46，XX 的个体有可能受精卵卵裂过程中发生了 X 染色体丢失。（　　　）

6. 92，XXYY 为四体型核型。（　　　）

7. 如果有整条染色体完全缺失就不能存活。（　　　）

三、参考答案

（一）单项选择

1. C　2. C　3. C　4. B　5. A　6. D　7. B　8. D　9. D　10. B　11. C　12. D　13. A
14. C　15. D　16. B　17. B　18. B　19. D　20. D　21. C　22. D　23. A　24. A　25. A

（二）多项选择

1. ABD　2. BCD　3. ACD　4. CD　5. BCD　6. BCD　7. ABC

（三）判断题

1. ×　2. √　3. √　4. ×　5. √　6. ×　7. ×

（申跃武）

Ⅱ　染色体病

一、知识点

1. 掌握染色体病、常染色体病、性染色体病、脆性 X 染色体、两性畸形概念；常染

色体病（Down 综合征及 5p 部分单体综合征）核型及遗传机制；性染色体病核型及遗传机制。

2. 熟悉多 X 综合征核型、XY 综合征。

3. 了解两性畸形的类型。

二、练习题

（一）单项选择

1. 14/21 罗伯逊易位携带者与正常人婚配，婚后生下一男孩，试问此男孩是先天愚型的风险是（　　）。

A. 1　　　　　　　　B. 1/3　　　　　　　　C. 1/2　　　　　　　　D. 1/4

2. 下列哪种疾病应进行染色体检查才能确诊？（　　）

A. 先天愚型　　　　B. 苯丙酮尿症　　　　C. 白化病　　　　　　D. 地中海贫血

3. 最早确认、最常见的染色体畸变综合征是（　　）。

A. Klinefelter 综合征　　　　　　　　B. Down 综合征

C. Turner 综合征　　　　　　　　　　D. 猫叫综合征

4. 猫叫综合征患者的核型为（　　）。

A. 46，XY，r（5）（p14）　　　　　B. 46，XY，t（5；8）（p14；p15）

C. 46，XY，del（5）（p14）　　　　　D. 46，XY，ins（5）（p14）

5. Down 综合征为（　　）染色体数目畸变。

A. 单体型　　　　　B. 三体型　　　　　C. 单倍体　　　　　D. 三倍体

6. 体细胞间期核内 X 染色质数目增多，可能为（　　）。

A. 18 三体综合征　　　　　　　　　　B. Down 综合征

C. Turner 综合征　　　　　　　　　　D. 多 X 综合征

7. 男性易位型先天愚型（Down 综合征）核型的正确书写是（　　）。

A. 45，XY，−14，−21，+t（14q；21q）　　B. 46，XY，−14，+t（14q；21q）

C. 46，XX，−21，+t（14q；21q）　　　　D. 46，XY，t（14q；21q）

8. 一个患有先天性心脏病的幼儿，由母亲带领前来就诊。体检发现患儿呈满月脸，眼距增宽，内眦赘皮，哭声如猫叫，他患有（　　）。

A. 21 三体综合征　　　　　　　　　　B. 18 三体综合征

C. 13 三体综合征　　　　　　　　　　D. 5p 部分单体综合征

9. 典型 Turner 综合征患者的性染色质检查结果为（　　）。

A. X 染色质阴性，Y 染色质阴性　　　B. X 染色质阳性，Y 染色质阴性

C. X 染色质阳性.Y 染色质阳性　　　　D. X 染色质阴性，Y 染色质阳性

10. 47，XX（XY），+21 型先天愚型产生的主要原因是（　　）。

A. 精子形成中发生了染色体不分离

B. 卵子形成中发生了染色体不分离

C. 体细胞有丝分裂中发生了染色体不分离

D. 受精卵分裂中发生了不分离

11. 体内有睾丸组织，但外生殖器具有两性特征，该个体为（　　）。

A. 真两性畸形　　　　　　　　　　B. 男性假两性畸形

C. 女性假两性畸形　　　　　　　　D. 以上都不是

12. 脆性 X 染色体的脆性部位位于（　　　　）。

A. Xq24.3　　　　B. Xq25.3　　　　C. Xq26.1　　　　D. Xq27.3

（二）多项选择

1. 下述哪些染色体病具有严重智力低下的症状？（　　　）

A. Down 综合征　　　　　　　　　　B. Klinefelter 综合征

C. 脆性 X 染色体综合征　　　　　　D. Turner 综合征

2. t（14；21）易位携带者与正常人婚配，其所生子女哪些说法正确？（　　　）

A. 1/2 表型正常　　　　　　　　　　B. 1/3 是正常人

C. 1/3 是 t（14；21）易位携带者　　D. 1/3 是易位型先天愚型

3. Down 综合征遗传学类型有（　　　　）。

A. 游离型　　　　B. 缺失型　　　　C. 嵌合型　　　　D. 易位型

4. 常染色体病的临床上特点是（　　　　）。

A. 先天性多发畸形　　B. 生长迟缓　　　　C. 特殊肤纹　　　　D. 智力障碍

5. 属于性染色体疾病的是（　　　　）。

A. Klinefelter 综合征　　B. Down 综合征　　C. Turner 综合征　　D. 超雌综合征

6. 下列哪些疾病不属于染色体病？（　　　）

A. 成骨不全　　　　B. 猫叫综合征　　　　C. 苯丙酮尿症　　　　D. 先天愚型

7. 关于真两性畸形说法正确的是（　　　　）。

A. 患者体内既有睾丸，又有卵巢

B. 核型可以是 46，XX，也可以是 46，XY，还可以是 46，XX/46，XY

C. 核型一定是 46，XX/46，XY

D. 核型不可能是 46，XX/46，XY

（三）判断题

1. 69，XXX 是多 X 综合征中的一种疾病。（　　　）

2. 先天性卵巢发育不全综合征是由于 X 染色体结构畸变所引起的。（　　　）

三、参考答案

（一）单项选择

1. B　2. A　3. B　4. C　5. B　6. D　7. B　8. D　9. A　10. B　11. B　12. D

（二）多项选择

1. AC　2. BCD　3. ACD　4. ABCD　5. ACD　6. AC　7. AB

（三）判断题

1. ×　2. ×

（刘　云）

第六节　基因突变

一、知识点

1. 掌握基因突变的概念；基因突变的类型、特征；基因突变的分子机制。
2. 熟悉基因突变的修复途径。
3. 了解基因突变与肿瘤发生的关系。

二、练习题

（一）单项选择

1. 引起 DNA 形成胸腺嘧啶二聚体的因素是（　　　）。

A. 羟胺　　　　　　　B. 亚硝酸　　　　　　C. 5-溴尿嘧啶　　　D. 紫外线

2. 诱导 DNA 分子中核苷酸脱氨基的因素（　　　）。

A. 紫外线　　　　　　B. 电离辐射　　　　　C. 焦宁类　　　　　D. 亚硝酸

3. 由脱氧三核苷酸串联重复扩增而引起疾病的突变为（　　　）。

A. 移码突变　　　　　B. 动态突变　　　　　C. 片段突变　　　　D. 转换

4. 在点突变后所有密码子发生移位的突变为（　　　）。

A. 移码突变　　　　　B. 动态突变　　　　　C. 片段突变　　　　D. 转换

5. 同类碱基之间发生替换的突变为（　　　）。

A. 移码突变　　　　　B. 片段突变　　　　　C. 转换　　　　　　D. 颠换

6. 异类碱基之间发生替换的突变为（　　　）。

A. 移码突变　　　　　B. 颠换　　　　　　　C. 片段突变　　　　D. 转换

7. 由于突变使编码密码子变成终止密码，此突变为（　　　）。

A. 同义突变　　　　　　　　　　　　　　　B. 错义突变

C. 无义突变　　　　　　　　　　　　　　　D. 终止密码突变

8. 不改变氨基酸编码的基因突变为（　　　）。

A. 同义突变　　　　　　　　　　　　　　　B. 错义突变

C. 无义突变　　　　　　　　　　　　　　　D. 终止密码突变

9. 基因中插入或丢失三个及其倍数碱基会导致（　　　）。

A. 整码突变　　　　　B. 移码突变　　　　　C. 动态突变　　　　D. 错义突变

10. 染色体结构畸变属于（　　　）。

A. 移码突变　　　　　B. 动态突变　　　　　C. 片段突变　　　　D. 错义突变

11. 基因中插入或丢失一或两个碱基会导致（　　　）。

A. 变化点以前的密码子改变　　　　　　　　B. 变化点所在的密码子改变

C. 变化点及以后的密码子改变　　　　　　　D. 基因的全部密码子改变

（二）多项选择

1. 片段突变包括（　　　）。

A. 重复　　　　　　　B. 缺失　　　　　　　C. 碱基替换　　　　D. 重组

2. 属于动态突变的疾病有（　　　）。

A. 脆性 X 染色体综合征　　　　　　B. 镰状细胞贫血

C. 半乳糖血症　　　　　　　　　　D. Huntington 舞蹈症

3. 突变的特点包括（　　　）。

A. 多向性　　　　B. 稀有性　　　　C. 可重复性　　　　D. 不可逆性

4. DNA 修复包括（　　　）。

A. 切除修复　　　　B. 重组修复　　　　C. 光修复　　　　D. 应急修复

5. 各种突变效应不一样，包括（　　　）。

A. 不产生有害效应　　B. 引起遗传病　　　C. 产生遗传多态性　　　D. 基因减少

（三）判断题

1. DNA 分子中插入或丢失一个碱基所造成的改变叫基因突变。（　　　）

2. 结构基因发生突变，并不一定引起都能检测出的突变基因的产物。（　　　）

3. 基因组 DNA 分子中的碱基对组成或排列顺序发生改变叫基因突变。（　　　）

4. 在化学物质引起的单个碱基替换中，由嘌呤取代嘌呤或由嘧啶取代嘧啶的替换叫转换。（　　　）

5. 电离辐射的辐射源主要有临床上用于放射诊断的 X 线、放射治疗的 60Coγ 射线以及紫外线。（　　　）

6. 突变基因是突变后在原座位上出现的新的基因，是基因多态性重要原因。（　　　）

7. 自发突变频率较低。（　　　）

8. 生殖细胞突变可通过有性生殖传给后代。（　　　）

9. 中性突变后多肽链中相应位点发生的氨基酸的取代并不影响蛋白质的功能。（　　　）

10. 基因突变不仅可以发生在编码区，也可以发生于非编码区，包括启动子、终止子及剪接部位等。（　　　）

三、参考答案

（一）单项选择

1. D　2. D　3. B　4. A　5. C　6. B　7. C　8. A　9. A　10. C　11. C

（二）多项选择

1. ABD　2. AD　3. ABC　4. ABCD　5. ABC

（三）判断题

1. ×　2. √　3. √　4. √　5. ×　6. √　7. √　8. √　9. √　10. √

（杨小林）

第七节　基因的结构和功能

一、知识点

1. 掌握基因组的概念、真核生物基因组的特点；断裂基因概念、断裂基因结构；乳糖操纵子模型。

2. 熟悉原核生物基因表达的调控过程。

3. 了解转座因子和转座机制,真核生物基因表达的调控。

二、练习题

(一)单项选择

1. 外显子的含义是指真核细胞中（   ）。

A. DNA 的调控基因   B. 断裂基因中的间隔顺序

C. 断裂基因中的编码顺序   D. 间隔顺序和编码顺序

2. 基因组是指（   ）。

A. 一个体细胞中所含的全部基因成员

B. 二倍体生物的一个生殖细胞中所含有的全部基因

C. 一条染色体上的全部基因

D. 一个个体含有的全部基因

3. 大肠杆菌的乳糖操纵子包括 3 个（   ）、1 个（   ）及 1 个（   ）。

A. 结构基因、操纵基因、启动基因   B. 操纵基因、启动基因、结构基因

C. 结构基因、操纵基因、调节基因   D. 结构基因、启动基因、调节基因

4. 基因中的编码序列为（   ）。

A. 内含子   B. 外显子   C.启动子   D. 终止子

5. 当环境中没有乳糖,不需要大量的乳糖代谢酶,LacI 编码的阻遏蛋白以四聚体形式与（   ）结合,使乳糖操纵子处于关闭状态。

A. 操纵基因   B. 调节基因   C. 结构基因   D. 启动基因

6. 原核生物的基因调节系统中,调节基因的产物是（   ）。

A. 组蛋白   B.mRNA   C. 前体 mRNA   D. 阻遏蛋白

7. 启动子是属于真核生物结构基因中的（   ）。

A. 调控基因   B. 间隔顺序   C. 编码顺序   D. 断裂基因

8. 断裂基因中 TATA 框和 CAAT 框属于（   ）。

A. 外显子   B. 增强子   C. 启动子   D. 内含子

9. 真核生物结构基因中的外显子与内含子接头处高度保守,内含子两端的结构特征为（   ）。

A.5′AC…GT3′   B. 5′GT…AC3′   C. 5′AG…GT3′   D.5′GT…AG3′

10. 人类结构基因的外显子位于（   ）。

A. 编码区   B. 调控区   C. 前导区   D. 尾部区

(二)多项选择

1. 人类基因组中的功能序列包括（   ）。

A. 单一基因   B. 结构基因   C. 基因家族   D. 串联重复基因

2. 以下不属于编码序列的有（   ）。

A. 终止子   B. 内含子   C. 启动子   D. 增强子

3. 真核细胞基因表达调控的层次有（   ）。

A. DNA 水平　　　　　B. 转录水平　　　C. 转录后水平　　　　D. 翻译水平

4. 侧翼序列包括（　　　）。

A. TATA 框　　　　　B. 增强子　　　　C. CACA 框　　　　　D. 终止信号

（三）判断题

1. 真核生物结构基因的初始转录物为不均一 RNA，需经剪接、戴帽和加尾等修饰，才能形成一条成熟的 mRNA。（　　　）

2. 在乳糖操纵子模型中，调节基因可通过阻遏蛋白控制操纵基因的活动。（　　　）

3. 调节基因产生的阻遏蛋白能与大肠杆菌细胞内的乳糖结合改变其构型，之后与操纵基因相结合，从而使操纵基因关闭，结构基因转录停止。（　　　）

4. 摩尔根提出的基因经典概念是指染色体上的实体，基因线状、孤立地排列在染色体上，每个基因具有三个功能（三位一体）：控制性状，突变，两个染色体上基因可断裂交换。（　　　）

5. 基因功能包括基因复制和基因表达，基因复制的实质就是 DNA 复制，基因表达是指 DNA 分子中蕴藏的遗传信息，通过转录传递给 RNA，再经翻译形成各种特异性的蛋白质，从而使生物表现出千差万别的形态、生理特征以及复杂生命现象的过程。（　　　）

6. 人类基因组是指人的所有遗传信息总和，包括两个相对独立而相互关联的基因组即核基因组和线粒体基因组。（　　　）

7. 真核生物基因组 DNA 与蛋白质结合形成染色体，储存于细胞核内，体细胞内的基因组是双份，配子单份。原核生物基因组通常由一条裸露的环状双链 DNA 分子组成，无核膜与细胞质分开。（　　　）

8. 真核细胞基因转录产物为单顺反子。一个结构基因经过转录和翻译生成一个 mRNA 分子和一条肽链。原核生物基因转录产物为多顺反子，功能上相关的几个基因往往在一起组成操纵子结构。（　　　）

9. 高度重复序列是真核生物基因组与原核生物基因组的最大区别。（　　　）

10. 超基因家族是指一组由多基因家族及单基因组成的更大的基因家族的总称。（　　　）

三、参考答案

（一）单项选择

1. C　2. B　3. A　4. B　5. A　6. D　7. A　8. C　9. D　10. A

（二）多项选择

1. ABCD　2. ABCD　3. ABCD　4. ABCD

（三）判断题

1. √　2. √　3. ×　4. √　5. √　6. √　7. √　8. √　9. ×　10. √

第五章　现代生物技术

一、知识点

1. 掌握现代生物技术的概念、现代生物技术的特点；细胞工程的概念、酶工程概念、酶的分离纯化步骤；基因工程概念，基因工程内容。

2. 熟悉发酵工程基本流程，基因工程应用。

3. 了解现代生物技术与医药业的关系。

二、练习题

（一）单项选择

1. 基因工程的实质是（　　　）。

A. 基因重组　　　　　B. 基因突变　　　　C. 产生新的蛋白质　　　D. 产生新的基因

2. 蛋白质工程的实质是（　　　）。

A. 改变氨基酸结构　　　　　　　　B. 改造蛋白质结构

C. 改变肽链结构　　　　　　　　　D. 改造基因结构

3. 天然蛋白质合成遵循的法则是（　　　）。

A. 中心法则　　　　B. 转录　　　　　C. 翻译　　　　　D. 复制

4. 植物组织培养过程的顺序是（　　　）。

① 离体的植物器官、组织或细胞　　　② 根、芽　　　　③ 愈伤组织

④脱分化　　　　　　　　　　　　　⑤ 再分化　　　　⑥ 植物体

A. ①④③⑤②⑥　　　　　　　　　　B. ①④③②⑤⑥

C. ①⑤④③②⑥　　　　　　　　　　D. ⑥①④③⑤②

5. 下列有关细胞工程的叙述不正确的是（　　　）。

A. 在细胞整体水平上定向改变遗传物质

B. 在细胞器水平上定向改变遗传物质

C. 在细胞器水平上定向改变细胞核的遗传物质

D. 在细胞整体水平上获得细胞产品

6. 基因工程操作的三大基本元件是（　　　）。

Ⅰ.供体；Ⅱ.受体；Ⅲ.载体；Ⅳ.配体。

A. Ⅰ + Ⅱ + Ⅲ　　　　　　　　　　B. Ⅰ + Ⅲ + Ⅳ

C. Ⅱ + Ⅲ + Ⅳ　　　　　　　　　　D. Ⅱ + Ⅳ + Ⅰ

7. cDNA 第一链合成所需的引物是（　　　）。

A. Poly A　　　　　B. Poly C　　　　C. Poly G　　　　D. Poly T

8. 基因工程菌中重组质粒的丢失机制是（　　　）。

A. 重组质粒渗透至细胞外　　　　　B. 重组质粒被细胞内核酸酶降解

C. 重组质粒在细胞分裂时不均匀分配　　D. 重组质粒杀死受体细胞

9. 下列哪种生物技术能有效打破物种的界限，定向地改造生物的遗传性状，培育新的农作物优良品种（　　　）。

A. 单倍体育种技术　　　　　　B. 诱变育种技术

C. 杂交育种技术　　　　　　　D. 细胞工程技术

10. 单克隆抗体的制备过程中引入骨髓瘤细胞的目的是（　　　）。

A. 能使杂交细胞大量增殖　　　B. 产生特异性强的个体

C. 使细胞融合容易进行　　　　D. 使产生的抗体纯度更高

11. 如果世界上最后一只野驴刚死亡，以下较易成功"复生"野驴的方法是（　　　）。

A. 将野驴的体细胞取出，利用组织培养技术，经脱分化、再分化，培育成新个体

B. 将野驴的体细胞两两融合，再经组织培养培育成新个体

C. 取出野驴的体细胞核移植到母家驴的去核卵母细胞中，经孕育培养成新个体

D. 将野驴的基因导入家驴的受精卵中，培育成新个体

12. 酶工程的技术过程是（　　　）。

A. 利用酶的催化作用将底物转化为产物

B. 通过发酵生产和分离纯化获得所需酶

C. 酶的生产与应用

D. 酶在工业上大规模应用

13. 有些酶在细胞进入平衡期以后还可以继续合成较长的一段时间，这是由于（　　　）。

A. 该酶所对应的 mRNA 稳定性好　　B. 该酶所对应的 DNA 稳定性好

C. 细胞自溶后使酶分泌出来　　　　D. 培养基中还有充足的营养成分

14. 葡萄糖氧化酶可以用于食品保鲜，主要原因是通过该酶的作用可以（　　　）。

A. 生成过氧化氢　　　　　　　B. 生成葡萄糖酸

C. 杀灭细菌　　　　　　　　　D. 除去氧气

15. 食品腐败的主要原因是（　　　）。

A. 温度过高　　　　　　　　　B. 湿度过大

C. 微生物的生长　　　　　　　D. 配料不合理

16. 下列不属于发酵制品的是（　　　）。

A. 酸奶　　　　　B. 豆豉　　　　　C. 醋　　　　D. 腌肉

17. 1996 年，哈尔滨师范大学黄永芳等人把美洲拟鲽抗冻蛋白质基因转入西红柿，培育出抗寒西红柿。这一生物技术属于（　　　）。

A. 克隆技术　　　B. 转基因技术　　　C. 发酵技术　　　D. 组织培养技术

18. 基因工程的标志性事件是（　　　）。

A. 酵母的发现　　　　　　　　B. 青霉素的发现

C.DNA 重组技术　　　　　　　D. 疫苗的批量生产

（二）多项选择

1. 表达蛋白质的细胞体系包括（　　　）。

A. 酵母表达　　　B. 昆虫表达　　　C. 小鼠表达　　　D. 大鼠表达

2. 现代生物技术产品中附加值高的是（　　　）。

A.DNA 芯片　　　B. 基因药物　　　C. 啤酒　　　D. 酸奶

3. 发酵工程基本流程包括（　　）。

　A. 菌种选育　　　　　B. 接种扩繁　　　　　C. 发酵　　　　　D. 产物分离纯化

4. 动物细胞培养基需要（　　）。

　A. 必需氨基酸、维生素　　　　　　　　　B. 多种无机盐、微量元素、葡萄糖

　C. 血清、细胞因子　　　　　　　　　　　D. 纤维素

5. 现代生物技术酶的纯化包括（　　）。

　A. 细胞破碎　　　　　　　　　　　　　　B. 酶的分离提取

　C. 酶的纯化策略　　　　　　　　　　　　D. 酶的浓缩、干燥与结晶

6. 目的基因制备主要途径包括（　　）。

　A. 从 cDNA 文库中分离特定的目的基因

　B. 从基因组 DNA 文库中分离目的基因

　C. 用 PCR 技术从基因组 DNA 中分离目的基因

　D. 从蛋白质中分离目的基因

7. 载体所必需的条件包括（　　）。

　A. 必须有自身的复制子，并能携带重组 DNA 一起复制

　B. 载体分子上必须有限制性内切酶位点即多克隆位点

　C. 载体必须具有可供选择的标志，便于重组分子的筛选

　D. 载体分子尽量小，能插入较大的外源 DNA，最好是高拷贝，能在宿主细胞中表达

（三）判断题

1. 虽然人类在酿酒制醋时代就已经广泛应用发酵技术,但直到近代才弄清引起发酵现象的原因。（　　）

2. 发酵技术利用的微生物都是酵母菌。（　　）

3. 现代生物技术包括基因技术、细胞技术、酶技术、发酵技术及蛋白质技术等。（　　）

4. 生物技术特点包括发展迅速，技术密集；产品丰富，高效低耗；高速扩张，竞争激烈；产品专一，高度集成；医药最快，市场最大；问题棘手，争议较大。（　　）

5. 临床用药紫杉醇可用树木菌进行生产。（　　）

6. 发酵装置要求严密的结构，良好的液体混合性能、高的传质和传热速率、灵敏的检测和控制仪表。（　　）

7. 生产用动物细胞的获得包括原代细胞，二倍体细胞，转化细胞系，融合细胞系，重组工程细胞系等。（　　）

8. 小牛血清取自出生 24 小时之内的小牛。（　　）

9. 基因工程中选用的限制性核酸内切酶可在 DNA 分子的任意部位进行酶切。（　　）

10. 蛋白质的分离方法包括电泳分离、离心分离、层析分离、沉淀分离等。（　　）

11. 生物技术规则包括技术专利（新颖性、创造性、实用性），生产规则，质量规则，商业秘密，环境保护公约等。（　　）

三、参考答案

（一）单项选择

1. A　2. D　3. A　4. D　5. C　6. A　7. D　8. C　9. D　10. A　11. C　12. C　13. A

14. D　15. C　16. D　17. B　18. C

（二）多项选择

1. ABCD　2. AB　3. ABCD　4. ABC　5. ABCD　6. ABC　7. ABCD

（三）判断题

1. √　2. ×　3. √　4. √　5. √　6. √　7. √　8. ×　9. ×　10. √　11. √

（蔡晓明）

模拟试卷 I

医学生物学试题（A卷）

一、选择题（每题 1 分，共 30 分）

1. 构成细胞膜骨架的化学成分是（　　）。

A. 膜内在蛋白　　　B. 膜周边蛋白　　　C. 糖类　　　D. 磷脂双分子层

2. 细胞膜上的蛋白质（　　）。

A. 完全相同　　　　　　　　　B. 具有流动性

C. 没有组织差异　　　　　　　D. 没有物种差异

3. 膜泡运输主要转运（　　）进出细胞。

A. 小分子物质　　　　　　　　B. 大分子物质和颗粒物质

C. 离子物质　　　　　　　　　D. 以上都不对

4. 母鼠停止哺乳后乳腺细胞内的溶酶体可对多余的分泌颗粒进行分解消化，该过程叫（　　）。

A. 异噬作用　　　　　　　　　B. 自噬作用

C. 粒溶作用　　　　　　　　　D. 自溶作用

5. 下列有关高尔基复合体不正确的叙述是（　　）。

A. 高尔基复合体是一个动态结构的细胞器

B. 高尔基复合体由顺面高尔基网、中间高尔基网和反面高尔基网三部分组成

C. 高尔基复合体参与蛋白质的分选

D. 高尔基复合体对糖蛋白的合成具有严格的顺序性，它只进行 N-连接糖基化修饰

6. 下列有关内质网不正确的叙述是（　　）。

A. 内质网腔相互连通，在内膜系统中处于中心地位，是一种动态结构的细胞器

B. 应用蔗糖密度梯度离心法可从细胞匀浆中分离出内质网的碎片称为微粒体

C. 内质网的标志酶是葡萄糖-6-磷酸酶，胞质面与腔面的酶分布相同

D. 根据内质网膜表面有无核糖体附着，将内质网分为糙面内质网和光面内质网

7. 电镜下观察到的中心粒是由一对相互垂直排列的短筒状小体组成，在细胞内中心粒总是成对出现，且彼此相互垂直，由 9 束（　　）斜向排列构成筒状小体壁的主体结构。

A. 三联微管　　　　　　　　　B. 微管组织中心

C. 微丝　　　　　　　　　　　D. 中间纤维

8. 在真核细胞的核膜上存在的控制细胞核与细胞质之间物质交换的结构是（　　）。

A. 核纤层　　　　　　　　　　B. 核孔复合体

C. 核外膜　　　　　　　　　　D. 核周间隙

9. 在光镜下，真核细胞间期核中可见单个或多个均质的球形小体，称为核仁，下列有关核仁不正确的叙述是（　　）。

A. 核仁的位置不固定，核仁的数量和大小因细胞种类和功能而异

B. 核仁包括纤维中心、致密纤维组分、颗粒组分和核仁基质几部分

C. 人体细胞中有 5 个核仁组织区

D. 核仁是一个高度动态的结构，表现出周期性解体与重建，称为核仁周期

10. 以下四类染色体中人类不具有的是（　　　）。

A. 中央着丝粒染色体　　　　　　　　　　B. 近中着丝粒染色体

C. 近端着丝粒染色体　　　　　　　　　　D. 端着丝粒染色体

11. 生物体内存在一类暂时不进行细胞分裂但给予适当刺激后则可恢复增殖能力的细胞，它们是（　　　）。

A. G_2 期细胞　　　　　B. G_1 期细胞　　　　　C. G_0 期细胞　　　　　D. M 期细胞

12. 细胞中 DNA 合成是在细胞周期的（　　　）。

A. G_1 期　　　　　　　B. S 期　　　　　　　　C. G_2 期　　　　　　　D. M 期

13. 光镜下观察洋葱根尖有丝分裂装片，视野中出现最多的细胞是处于（　　　）的细胞。

A. 间期　　　　　　　　B. M 期　　　　　　　　C. 中期　　　　　　　　D. 后期

14. 下列有关细胞周期不正确的叙述是（　　　）。

A. 细胞完成一个增殖周期所经历的时间称为细胞周期时间

B. 细胞周期是指细胞从上一次分裂结束开始生长，到下一次分裂结束的全过程

C. 环境因素或生理状况会改变细胞周期时间

D. 不同组织细胞周期时间的长短没有差别

15. 不需要专一的膜蛋白分子，不消耗能量，物质由高浓度一侧向低浓度一侧运输的膜转运方式是（　　　）。

A. 主动运输　　　　B. 易化扩散　　　　C. 简单扩散　　　　D. 膜泡运输

16. 形成 400 个精细胞所需的初级精母细胞数目是（　　　）。

A. 200　　　　　　　　B. 400　　　　　　　　C. 100　　　　　　　　D. 40

17. 镰形细胞贫血病患者红细胞内的异常 HbS 是由下列哪种基因突变所致（　　　）。

A. 同义突变　　　　B. 错义突变　　　　C. 无义突变　　　　D. 移码突变

18. 同源染色体彼此分离与非同源染色体自由组合（　　　）。

A. 发生在后期Ⅰ和后期Ⅱ　　　　　　　　B. 发生在后期Ⅰ

C. 发生在后期Ⅱ　　　　　　　　　　　　D. 发生在中期Ⅰ

19. 先证者是指家系中（　　　）。

A. 第一个患者　　　　　　　　　　　　　B. 唯一的患者

C. 第一个被确诊的患者　　　　　　　　　D. 第一个死亡者

20. 交叉遗传的特点是（　　　）。

A. 女患者的致病基因一定是由父亲传来，将来一定传给儿子

B. 女患者的致病基因一定是由父亲传来，将来一定传给女儿

C. 男患者的致病基因一定是由母亲传来，将来一定传给女儿

D. 男患者的致病基因一定是由父亲传来，将来一定传给女儿

21. 在 AR 中，如果夫妻双方都是杂合子（Aa），若他们生两个孩子，第一个孩子基因型是 aa 后第二个孩子仍然是 aa 的概率是（　　　）。

A. 1/2　　　　　　　　B. 1/4　　　　　　　　C. 1/8　　　　　　　　D. 1/16

22. 父母都是 B 血型，生了一个 O 型血孩子，这对夫妇再生子女可能有的血型（　　　）。

A. 只能是 B 型   B. 只能是 O 型

C. 3/4 是 O 型，1/4 是 B 型   D. 3/4 是 B 型，1/4 是 O 型

23. 同一致病基因在不同个体中的表达程度差异叫（   ）。

A. 表现度   B. 易患性   C. 基因多效性   D. 遗传异质性

24. 短指症是一种 AD 病，如果两个短指患者结婚，他们的子女患短指的概率是（   ）。

A. 1/2   B. 1/4   C. 1/8   D. 3/4

25. 在原核生物的基因调控系统中，操纵基因处于 "关闭" 状态时，阻遏蛋白与（   ）相结合。

A. 操纵基因   B. 调节基因   C. 结构基因   D. 启动基因

26. 断裂基因 5′端的 TATA 框和 CAAT 框属于（   ）。

A. 启动子   B. 增强子   C. 外显子   D. 内含子

27. 某人在进行性染色质检查时，发现有的体细胞中 X 染色质和 Y 染色质均呈阳性（各 1 个）；但有的体细胞中 X 染色质却为阴性，Y 染色质仍为阳性，由此推测此人的核型为（   ）。

A. 47，XXY   B. 46，XX/46，XY

C. 45，X/46，XX   D. 46，XY/47，XXY

28. 一种多基因遗传病的群体易患性平均值与阈值相距愈近，（   ）。

A. 群体发病率愈高   B. 群体发病率愈低

C. 与群体发病率无关   D. 以上都不对

29. 限制性内切酶 $EcoR\text{ I}$ 能在 DNA 分子的对称轴 5′侧识别切割产生（   ）。

A. 5′黏性末端   B. 3′ 黏性末端

C. 平端   D. A 和 B

30. 46，XY，+t（2；5）（q21；q31）表示（   ）。

A. 一女性体内发生了染色体的插入

B. 一男性体细胞发生了染色体易位

C. 一男性带有等臂染色体

D. 一女性带有易位型畸变染色体

二、判断题（每题 0.5 分，共 15 分）

31. 细胞大小与细胞的功能相适应，与生物体的大小没有相关性，细胞生长时，其体积的增加大于细胞面积的增加。（   ）

32. 电镜下发现细胞膜都呈三层式结构，内外两侧为电子密度高的暗线，中间为电子密度低的明线，通常把这种两暗一明的结构称为液态镶嵌模型。（   ）

33. 通道蛋白由 7 次跨膜的 α 螺旋蛋白组成，其中心对离子具有高度亲和力，允许适当大小的离子顺浓度梯度瞬间大量通过，离子通道开启或关闭由通道闸门控制，闸门受化学物质调节，故称电压闸门通道。（   ）

34. 内膜系统是真核细胞特有的结构，它们在结构和功能上是一个统一的整体，是细胞合成蛋白质、脂类和糖类的场所，同时对细胞内的合成产物具有加工、包装、分选及运输的功能。（   ）

35. 细胞所需要的全部脂类物质几乎都是由光面内质网合成。（　　）

36. 除哺乳动物的成熟红细胞外，几乎所有动物细胞都含有溶酶体。（　　）

37. 溶酶体含有的酶统称为溶酶，其标志酶为酸性磷酸酶，溶酶体膜上有 H^+ 泵，保持其体腔的 pH 在 4.0 左右。（　　）

38. 临床上常采用克矽平类药物治疗硅肺，因为该药可与硅酸分子结合，从而防止硅酸对溶酶体膜的破坏作用。（　　）

39. 中心粒由于与细胞分裂有关，所以它广泛分布于动植物细胞中。（　　）

40. 核膜与细胞膜都是由双层单位膜组成。（　　）

41. 细胞核孔数目、密度、分布因细胞类型和功能而异，细胞核活动旺盛的细胞中核孔数目较多。（　　）

42. 长臂与短臂的形态结构大致相同的染色体称为中央着丝粒染色体。（　　）

43. G_1 期细胞的主要生化特点是为 DNA 复制作物质和能量准备，此期细胞对化疗敏感。（　　）

44. 细胞周期的运转可以不受任何物质调控。（　　）

45. 细胞的分裂能力与个体的年龄有关，且细胞增殖能力和寿命是有限的。（　　）

46. 人类精子发生于男性睾丸的精曲小管内，精子发生的周期在 70 天左右。（　　）

47. 在某医院里同一夜间出生了 4 个孩子，其血型分别是 A 型、B 型、AB 型及 O 型。他们父母的血型分别是：① O 型和 O 型，②AB 型和 O 型，③A 型和 B 型，④B 型和 B 型。由此判断 O 型血孩子最有可能是①O 型和 O 型父母所生。（　　）

48. 在基因工程操作中使用的限制性核酸内切酶可识别切割 DNA 分子的多个位点。（　　）

49. 统计表明，近亲结婚的下一代儿童死亡率比非近亲结婚的高出 3 倍，近亲结婚后代遗传性疾病的发病率比非近亲结婚的高出 150 倍，这是因为子代将父母的隐性致病基因外显出来的结果。（　　）

50. 人类身高由多对基因控制，所以两个身材高大的个体结婚，所生子女肯定身材高大。（　　）

51. 唇裂±腭裂的群体发病率为 0.17%，遗传率为 76%，患者一级亲属发病率为 0.4%。（　　）

52. 有一对夫妇生育了一异常女孩，该女孩 2 岁零 9 个月仍不会叫爸妈，不能独立行走，眼睛小且眼间距大，智力低下，生长发育迟缓。通过外周血淋巴细胞显带染色体检查，核型为 46，XX，der（3），t（3；20）（p27；p11）。由此推断，该女孩是罗伯逊易位唐氏综合征患者。（　　）

53. 一对正常夫妻生有 4 个儿子，其中 2 人为某种遗传病患者。后来这对夫妇离异，又各自与表型正常的人结婚。女方再婚后生了 6 个孩子，其中 4 个女儿表型正常，2 个儿子中一人患与前夫所生 2 个儿子同样的病；但男方再婚后生了 4 个儿子和 4 个女儿都正常，由此可以推断致病基因肯定来自女方。（　　）

54. 同一个体中有三种染色体组成不同的细胞系，这种个体称为嵌合体。（　　）

55. 基因工程中选用的运载体既可是小分子的环状双链 DNA，也可是遗传物质为 RNA 的病毒。（　　）

56. 原核生物与真核生物在基因表达调控机制上具有相似性，它们的主要调控方式有：

核酸分子间互作；核酸与蛋白分子间互作；蛋白分子间互作。（　　　）

57. 真核细胞基因转录产物为断裂基因，外显子被切除，一个结构基因经过转录和翻译生成一个 mRNA 分子和一条肽链。（　　　）

58. 人类核基因组包括 3×10^9 bp，其中结构基因有 2.5 万个左右，仅占基因组总信息量的 $1\% \sim 1.5\%$。Alu 序列是人类基因组中分布最广泛的一种中度重复序列，具有编码功能。（　　　）

59. 从性遗传和性连锁遗传的表现形式都与性别有关。（　　　）

60. 具有 3 个 X 染色体的女人发育正常且能育，她与正常男子结婚，其子女的核型有 4 种。（　　　）

三、名词解释（每词 3 分，共 15 分）

61. 易化扩散

62. 次级溶酶体

63. 细胞分化

64. 染色体病

65. 断裂基因

四、简答题（共 19 分）

66. 真核细胞核糖体分哪几类？请列出核糖体上与蛋白质合成相关的活性部位。（6 分）

67. 线粒体亚微结构包括哪几部分？以葡萄糖为例说明细胞氧化的基本步骤及其发生部位。（8 分）

68. 简述 AD 系谱的主要特征。（5 分）

五、问答题（共 21 分）

69. 下图是一肾原性尿崩症家系，分析系谱回答问题：（9 分）

（1）先证者的致病基因来自何方？

（2）为什么家系中男患者众多？

（3）II_2 的致病基因来自谁？为什么？

（4）先证者若与正常女性结婚，所生子女患病的概率是多少？

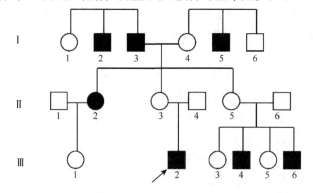

70. 下面这个家系中出现了罕见的遗传病，请根据问题回答，需要计算的请写明步骤。（12 分）

（1）该疾病是什么遗传方式?

（2）写出 I_1、I_2、II_4、III_2、IV_1、V_1个体的基因型。

（3）V_1的兄弟是携带者的概率是多少?是完全正常人的概率是多少?

（4）若V_1与V_5结婚，他们的第一个孩子患病的概率是多少? 如果他们的第一个孩子患病，第二个孩子患病的概率是多少?

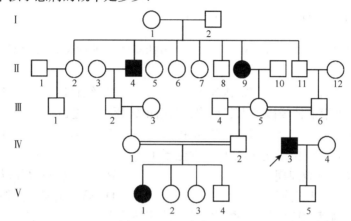

模拟试卷 II

医学生物学试题（B 卷）

一、选择题（每题 1 分，共 20 分）

1. 一种细胞器，拥有自身 DNA 及蛋白质表达系统，被称为半自主型细胞器，它应是（　　）。

    A. 高尔基复合体　　　　　B. 内质网　　　　　C. 线粒体　　　　D. 核糖体

2. 一定条件下溶酶体膜破裂引起细胞自身溶解，死亡的过程称为（　　）。

    A. 异噬作用　　　　　　　B. 自噬作用　　　　　C. 粒溶作用　　　　D. 自溶作用

3. 减数分裂中，"同源染色体分离"发生于（　　）。

    A. 第一次减数分裂前期　　　　　　　　　　　B. 第一次减数分裂后期

    C. 第二次减数分裂前期　　　　　　　　　　　D. 第二次减数分裂后期

4. β-地中海贫血症患者有轻、重型之分，故该病属于（　　）方式。

    A. 常染色体隐性遗传　　　　　　　　　　　　B. 共显性遗传

    C. 不完全显性遗传　　　　　　　　　　　　　D. 不规则显性遗传

5. 父亲为多指症（AD）患者，母亲表型正常，生了一个白化病（AR）患儿，这对夫妇再生患多指症的小孩的可能性为（　　）。

    A. 1/8　　　　　　　　　B. 1/4　　　　　　　　C. 3/8　　　　　　D. 3/4

6. 关于 G2 期的特点，不正确的是（　　）。

    A. 为 M 期提供物质准备　　　　　　　　　　　B. 合成微管蛋白

    C. 合成 DNA　　　　　　　　　　　　　　　　D. 合成有丝分裂因子

7. 真核细胞与原核细胞的主要区别是后者没有（　　）。

    A. 核仁　　　　　　　　　B. 核膜　　　　　　　C. 核糖体　　　　D. 核膜和核仁

8. 精神分裂症的遗传度是 80%，群体发病率是 0.16%，一男性患者与一正常女性婚配，子女的发病风险是（　　）。

    A. 0.4%　　　　　　　　　B. 25%　　　　　　　C. 4%　　　　　　D. 8%

9. 高尔基复合体是一种极性细胞器，加工的蛋白质在其中的移动顺序应是（　　）。

    A. 顺面高尔基网→中间高尔基网→反面高尔基网

    B. 反面高尔基网→中间高尔基网→顺面高尔基网

    C. 中间高尔基网→顺面高尔基网→反面高尔基网

    D. 反面扁囊→中间扁囊→顺面扁囊

10. "外耳道多毛症"属于 Y 连锁遗传，又叫全男遗传，该家系里面（　　）。

    A. 所有男性都是患者

    B. 所有男性患者的后代都是患者

    C. 带有该致病基因的个体都是男性

    D. 所有具有血缘关系的男性都是患者

11. 女性色盲（XR）患者与正常男性婚配，子女发病情况为（　　）。

A. 儿女表型都正常　　　　　　　　　B. 儿女都为患者

C. 女儿表型正常，儿子患病　　　　　D. 女儿表型正常，儿子 1/2 的可能性患病

12. 18q21.12 表示（　　　）。

A. 18 号染色体长臂第 2 区第 1 带第 1 亚带的第 2 次亚带

B. 18 号染色体短臂第 2 区第 1 带第 1 亚带的第 2 次亚带

C. 18 号染色体长臂第 2 区第 1 带第 1 亚带的第 2 亚亚带

D. 18 号染色体长臂第 2 区第 1 带第 12 亚带

13. "先天性睾丸发育不全综合征"患者的间期核中可检出（　　　）。

A. 一个 X 染色质，零个 Y 染色质　　　B. 二个 X 染色质，一个 Y 染色质

C. 零个 X 染色质，一个 Y 染色质　　　D. 一个 X 染色质，一个 Y 染色质

14. 细胞周期中 S 期的主要生化特点是（　　　）。

A. 迅速合成蛋白质　　　　　　　　　B. 合成 RNA

C. 进行各种物质的合成和储备能量　　D. DNA 复制倍增

15. 内膜系统各种膜相结构中，在发生及功能上均处于中心位置的是（　　　）。

A. 线粒体　　　　　　　　　　　　　B. 溶酶体

C. 高尔基复合体　　　　　　　　　　D. 内质网

16. 血友病 A 是 XR 遗传病，如果某一群体中血友病 A 的致病基因频率为 0.007，该群体中男性个体的发病率应为（　　　）。

A. 0.7%　　　　　　B. 0.0049　　　　　C. 0.14　　　　　D. 7%

17. 一个 B 型血的纯合体与一个 A 型血的杂合体结婚，他俩所生的子女可能有的血型为（　　　）。

A. 3/4 可能性是 AB 型和 1/4 可能性是 A 型

B. 1/2 可能性是 AB 型和 1/2 可能性是 B 型

C. 1/4 可能性是 AB 型、1/4 可能性是 A 型和 3/4 可能性是 B 型

D. 以上都不是

18. 血液中的低密度脂蛋白颗粒进入细胞内的过程叫（　　　）。

A. 异噬作用　　　　　　　　　　　　B. 胞吞作用

C. 吞噬作用　　　　　　　　　　　　D. 受体介导的胞吞作用

19. 基因工程的标志性事件是（　　　）。

A. 酵母的发现　　　　　　　　　　　B. 青霉素的发现

C. DNA 重组技术　　　　　　　　　　D. 疫苗的批量生产

20. 外显子的含义是指真核细胞中（　　　）。

A. DNA 的调控基因　　　　　　　　　B. 断裂基因中的间隔顺序

C. 断裂基因中的编码顺序　　　　　　D. 间隔顺序和编码顺序

二、判断题（正确的打"√"，错误的打"×"，每题 1 分，共 20 分）

21. 现代生物技术包括基因技术、细胞技术、酶技术、发酵技术及蛋白质技术等。（　　　）

22. 血友病是一种 X 连锁隐性遗传病，一个血友病的男子与一个完全正常的女子结婚，其后代中儿子全部为患者，女儿都不患病。（　　　）

23. 生物技术特点包括发展迅速，技术密集；产品丰富，高效低耗；高速扩张，竞争

激烈；产品专一，高度集成；医药最快，市场最大；问题棘手，争议较大。（　　　）

24. 细胞周期指的是从上一次细胞分裂开始到下一次细胞分裂结束为止的过程。（　　　）

25. 一般说来，功能越复杂的膜，其蛋白质的含量就越高。（　　　）

26. 高血压、哮喘及精神分裂症等遗传病都是受两对以上的基因控制的疾病，故它们的发病只受遗传因素的影响而不受环境因素的影响。（　　　）

27. 先证者指的是家系中首先发病的人。（　　　）

28. 临床用药紫杉醇可用树木菌进行生产。（　　　）

29. 在 X 连锁隐性遗传病中，父亲的致病基因只能传给女儿，母亲的致病基因只能传给儿子，这种特殊的遗传叫交叉遗传。（　　　）

30. 发酵装置要求严密的结构，良好的液体混合性能、高的传质和传热速率、灵敏的检测和控制仪表。（　　　）

31. 膜泡运输与主动运输一样，都需要 ATP 供能。（　　　）

32. 核型为 45，X 的个体，X 染色质为阳性，Y 染色质为阴性。（　　　）

33. 遗传度指的是多基因病基因在外显基础上表现的程度，一般用百分率（％）表示。（　　　）

34. 父亲为 A 型血，母亲为 AB 型血，他们的子女可能具有 A 型与 B 型血，不可能具有 O 型与 AB 型血。（　　　）

35. 基因突变中嘧啶之间的转化称为转换，嘌呤之间的转化称为颠换。（　　　）

36. 具有致病基因 A 的个体未表现症状或表现不完全，称为不完全显性遗传。（　　　）

37. 生产用动物细胞的获得包括原代细胞，二倍体细胞，转化细胞系，融合细胞系，重组工程细胞系等。（　　　）

38. 小牛血清取自出生 24 小时之内的小牛。（　　　）

39. 基因工程中选用的限制性核酸内切酶可在 DNA 分子的任意部位进行酶切。（　　　）

40. 蛋白质的分离方法包括电泳分离、离心分离、层析分离、沉淀分离等。（　　　）

三、填空题（每空 0.5 分，共 20 分）

41. 大分子及颗粒物质进出细胞的转运方式称为（　　　），可分为（　　　）和（　　　）两种。

42. 高尔基复合体的电镜结构包括（　　　）、（　　　）和（　　　）三部分。

43. 核糖体的化学成分是（　　　）和（　　　）。合成蛋白质时，一条（　　　）链将多个核糖体连接在一起形成合成蛋白质的临时结构，称为（　　　）。

44. 甲患有两侧唇裂，乙患有两侧唇裂并腭裂，则甲的子女患病风险应（　　　）于乙的子女患病风险。

45. 一个完整的受体应包括（　　　）、（　　　）和（　　　）三部分。

46. 脆性 X 染色体综合征患者的核型为（　　　），先天性睾丸发育不全症患者的核型是（　　　）。

47. 人的一个初级卵母细胞含有（　　　）条染色体，经过分裂后可形成（　　　）个卵细胞，每个卵细胞内含（　　　）条染色体。

48. 丹佛体制规定，依照（　　　　）和（　　　　）可将人体细胞染色体分成（　　　　）组，其中 X 染色体位于（　　　　）组，Y 染色体位于（　　　　）组。

49. 遗传病包括（　　　）、（　　　）、（　　　）、（　　　）和（　　　）五大类。

50. 在多基因病中，易患性的高低受（　　　）和（　　　）双重影响。

51. 酶的分离纯化包括（　　　）、酶的提取、酶的分离方法、酶的组合分离纯化策略、酶的浓缩、干燥与结晶。

52. 父亲是多指（AD），母亲正常，生有一白化病（AR）患儿，他们再生多指患儿的可能性是（　　　　）。

53. 大肠杆菌乳糖操纵子模型包括（　　　）、（　　　）、（　　　）和（　　　）四类基因。

54. 基因工程中获得目的基因的途径主要有（　　　）、（　　　）和（　　　）三种。

四、名词解释（每词 3 分，共 15 分）

55. 内膜系统

56. 自溶作用

57. 酶工程

58. 阈值

59. 核型

五、问答题（25 分）

60. 以葡萄糖为例，简要说明细胞氧化的基本步骤和发生场所。（8 分）

61. 工业上基因工程内容包括哪些？（8 分）

62. 下图是用油镜观察到的人体细胞染色体，主要用于核型分析。（9 分）

（1）请对该视野中的染色体进行计数。

（2）根据丹佛体制，人类染色体核型分析原则有哪些？

（3）假设这是一个女性的染色体，该女性的临床表现如何？

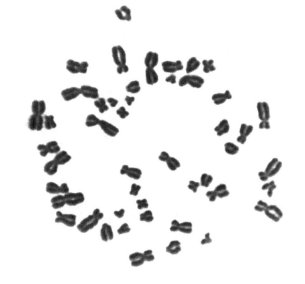

彩 图

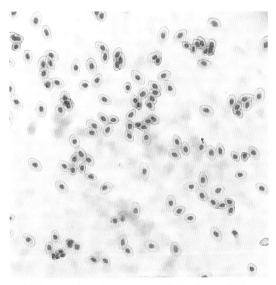

彩图 1　鸡血红细胞 DNA 原位显示（高倍镜）

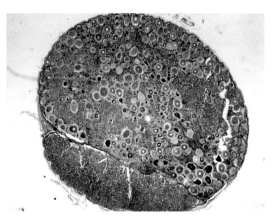

彩图 2　家兔脊神经节横切片（低倍镜）

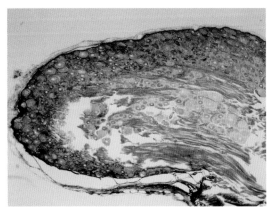

彩图 3　家兔脊神经节纵切片（低倍镜）

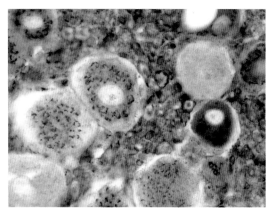

彩图 4　家兔脊神经节细胞示高尔基复合体（高倍镜）

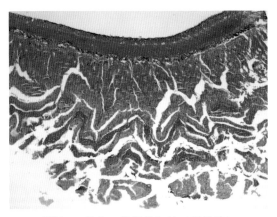

彩图 5　鼠十二指肠横切片（低倍镜）

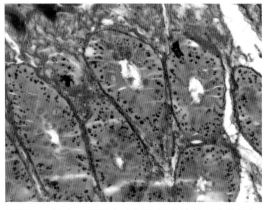

彩图 6　鼠十二指肠上皮细胞示线粒体（高倍镜）

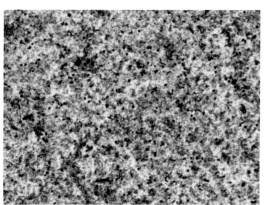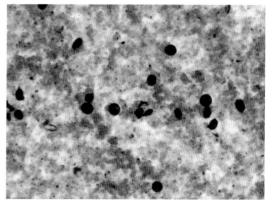

彩图 7　细胞核的分离（左：低倍镜；右：高倍镜）

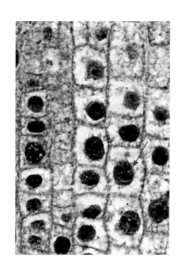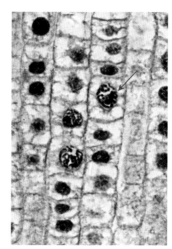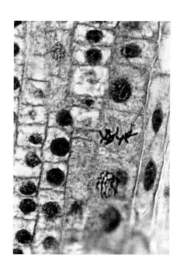

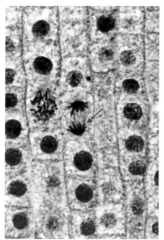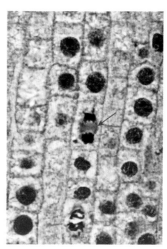

彩图 8　洋葱根尖细胞有丝分裂各期

（左→右，依次指示间期、前期、中期、后期和末期细胞，高倍镜）

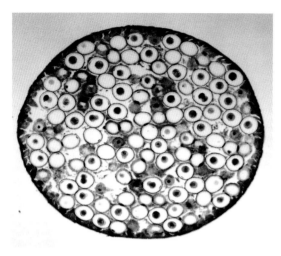

彩图 9　马蛔虫子宫横切片（低倍镜）

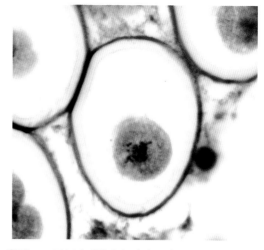

彩图 10　马蛔虫受精卵细胞有丝分裂前期（高倍镜）

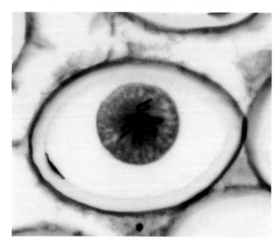

彩图 11　马蛔虫受精卵细胞有丝分裂中期（极面观，高倍镜）

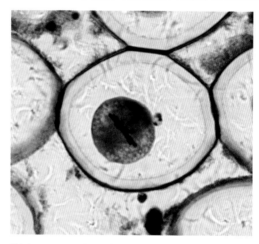

彩图 12　马蛔虫受精卵细胞有丝分裂中期（侧面观，高倍镜）

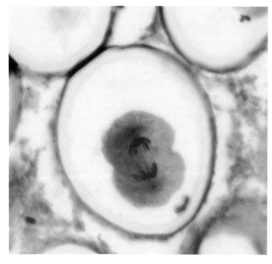

彩图 13　马蛔虫受精卵细胞有丝分裂后期（高倍镜）

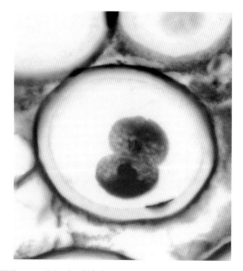

彩图 14　马蛔虫受精卵细胞有丝分裂末期（高倍镜）

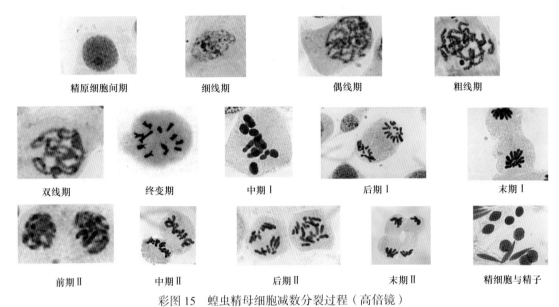

| 精原细胞间期 | 细线期 | 偶线期 | 粗线期 |

| 双线期 | 终变期 | 中期Ⅰ | 后期Ⅰ | 末期Ⅰ |

| 前期Ⅱ | 中期Ⅱ | 后期Ⅱ | 末期Ⅱ | 精细胞与精子 |

彩图 15　蝗虫精母细胞减数分裂过程（高倍镜）

彩图 16　人外周血淋巴细胞中期染色体（低倍镜）　　彩图 17　人外周血淋巴细胞中期染色体（油镜）

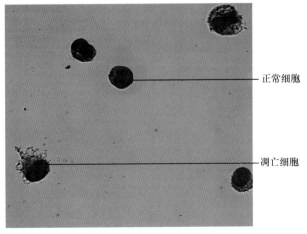

———正常细胞

———凋亡细胞

彩图 18　细胞凋亡（油镜）